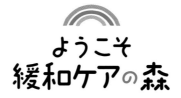

ようこそ
緩和ケアの森

# がん・非がん患者の
# 消化器症状を診る

シリーズ監修　　シリーズ編集
森田達也　　柏木秀行

著　橋本法修　結束貴臣　鳥崎哲平　柏木秀行

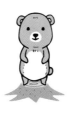

南江堂

シリーズ監修

森田　達也
（聖隷三方原病院緩和支持治療科）


シリーズ編集

柏木　秀行
（飯塚病院連携医療・緩和ケア科）



執　筆

橋本　法修
（井上病院総合内科）


結束　貴臣
（国際医療福祉大学成田病院緩和医療科／消化器内科）


鳥崎　哲平
（大腸肛門病センター高野病院緩和ケア科）


柏木　秀行
（飯塚病院連携医療・緩和ケア科）

執筆協力：下記項目は以下の先生方に執筆協力いただきました。
・「1-b．がん患者の悪心・嘔吐」：田中幸介先生（飯塚病院連携医療・緩和ケア科／横浜市立大学大学院医学研究科肝胆膵消化器病学教室）
・「2．便秘」：冬木晶子先生（新百合ヶ丘総合病院緩和ケア内科／横浜市立大学大学院医学研究科肝胆膵消化器病学教室）
・「3．下痢」：葛西祐樹先生（みらい在宅クリニック／横浜市立大学大学院医学研究科肝胆膵消化器病学教室）
・「ex. 肝腫大をきたすときにはすでに！神経内分泌腫瘍の怖さ！」：岩城慶大先生（横浜市立大学大学院医学研究科肝胆膵消化器病学教室）

# シリーズ監修にあたって
## ～緩和ケアの森をのぞいてみませんか？～

「緩和ケア」という森にはいろんな木が生えている．すでに大木となったケヤキは「痛み」とか「オピオイド」だろうか―どこからどのように話を聞いていっても，知らない幹，知らない枝が目の前に展開されていく．一方で，カエデやツバキのように，大木というわけではないが，季節や時間によって見える姿を変える木々もある―緩和ケアでは呼吸困難や消化器症状であろうか．働いている環境や経験年数によって，見える木々の種類も違ってくる．

森全体を見て，ああ照葉樹林だね，里山って感じだね～～，この辺は針葉樹だねえ，神秘的だねえ…そのような見方もいいが，一本一本の木をもっとよく見たいという人も多いに違いない．本シリーズは，最近にしては珍しく緩和ケアの森まとめて1冊ではなく，領域ごとに木の1つひとつを見ることのできるようにデザインされた著作群である．教科書やマニュアルでは，他の領域との兼ね合いでそれほど分量を割くことのできない1つひとつの話題を丁寧に追っていくことで，緩和ケアという森に生えている「いま気になっている木」「いつも気になっている木」から分け入っていくことができる．

本シリーズにはいくつかの特徴がある．

1つめは，**対象疾患をがんに限らないようにした**ことである．本シリーズの読者対象を，がん緩和をどっぷりやっている臨床家よりは，比較的経験の少ない―つまりはいろいろな患者層を診る日常を送っている臨床家としたためである．がん患者だけを診るわけではない臨床を想定して，がん/非がんの区別なく使用できる緩和ケアの本を目指した．

2つめは，**執筆陣を若手中心に揃えた**ことである．編集の柏木秀行先生が中心となり，さらに若手の医師たちが執筆の中心を担った．これによって，ベテランになったら「そんなこと悩んでたかな？」ということ―しかし最初に目の当たりにしたときには「あれ，これどうするんだろう？？！！」とたしかに立ち止まったところを，現実感をもって記述できていると思う．

3つめは，症状緩和のみならず，**治療に伴う患者・家族とのコミュニケーション，多職種とのコミュニケーションに比較的多くのページが割かれている**ことである．これは，「するべき治療はわかっても，それをリアルにどう展

開するかで悩む」若手医師を念頭に置いた結果である．同じ趣旨で，多くのパートで「ちょっとつまずいたこと」「ひやっとしたこと」も生々しく記載されている．臨床経験が多いと10年したら「あ～～それ，あるある」ということであっても，経験初期であらかじめ知っておくことで，落ちなくていい落とし穴にはまらずに済むことができる．

つまり本シリーズは，①がんだけでなく非がんも，②若手中心の執筆陣により，③治療の選択だけでなく周辺の対応のしかたを含めて，緩和ケア全体ではなく1つひとつのトピックで展開してみた著作群ということになる．監修だけしていても面白くないので，各巻で，筆者もところどころに「合いの手」を入れさせてもらっている．ちょっとしたスパイスに，箸休めに楽しく読んでもらえればと思う．

本シリーズが，緩和ケアという森に足を踏み入れる読者のささやかな道案内役になれば幸いである．

2023年6月

森田　達也

# シリーズ編集にあたって
## ～緩和ケアの森の歩き方～

　巷に増えてきた緩和ケアの本とは，一線を画すユニークな企画にしたい！この想いをぎゅっと込めて，気心の知れた仲間たちと作ったのがこの「〈ようこそ **緩和ケアの森**〉シリーズ」です．あまり整備されていない森を歩いてみると，まっすぐに進むことの難しさがわかります．まっすぐ進もうにも，足元に気をつけながら，木枝を避けて進んでいる間に方向感覚も失ってしまいます．本当にこちらに進んでいって大丈夫なのだろうか？　そのような状況には恐怖すら覚えますよね.

　今や世の中の多くの方が，人工知能を中心としたテクノロジーの凄まじさを体感する時代です．診療の多くはフローチャートやアルゴリズムに落とし込まれ，緩和ケア領域においても勉強しやすく，特に初学者にとっては良い環境になりました．一方，緩和ケアのリアルワールドでは，必ずしもそれだけでは太刀打ちできないこともしばしば生じます．やはり「知っている」と「できる」にはそれなりの差があるのだと思います．「できる」までの過程は，森の中を手探りで進む感覚にも近く，進んでいることすらわからなくなってしまいます.

　では，「知っている」と「できる」の間にあるギャップを埋めるためには何が必要なのでしょう？　一言で言うと，**経験**なのかもしれません．経験を積み重ねればいつか「できる」ようになるよというアドバイス…．まあ，長く臨床を経験すれば，できることは増えていくのでしょうけど．この経験，もうちょっと言語化してみようと思います.

### 経験＝投入時間×試行回数×気づき効率
　これが臨床家としてしばしば言われる「経験」を，私なりに言語化したものとなります．「これだから最近の若者は…」なんて言葉も聞こえてきそうですけど，Z世代とは程遠い私だってコスパは大事です．そうなると，試行回数と，そこから学ぶ（気づく）効率をいかに最大化できるかが大切になります.

　この観点で言うと，本シリーズは初学者から一歩足を踏み出そうとしている方にとって，この試行と気づきを最大化させる本なのです．先輩方がまさしく同じように「脱・初心者！」ともがいていたあの頃，いろいろ試行し，時

に失敗し，学んできたエッセンスを惜しみなく披露してくれています．そしてそこに，森田達也先生の監修が加わり，森で迷っているときに出会った，木漏れ日のようなコメントが心を癒してくれます．ぜひ，緩和ケアの森で遭難することなく，執筆陣の過去の遠回りを脇目に楽しみながら，あなたにしかできない緩和ケアを実践していってください．

2023年6月

柏木　秀行

# はじめに

　緩和ケアは，がん・非がん診療問わず，すべての医療の基盤と思っています．医療における医師の役割は，治療すること(患者を治すこと)に目が行きがちですが，患者に寄り添い，一人一人のハッピーな生活や人生を考えることも重要で，緩和ケアの原点ともいえます．本書では，消化器領域に詳しい筆者たちの歩んできた道を若手緩和ケア医や緩和ケアに興味がある方に共有できたらなと思います．

　消化器領域というと，日々の臨床でよく悩むのは悪心・嘔吐や便秘，下痢，腹部膨満，食事摂取量低下，輸液や栄養かと思います．特に下剤，制吐薬，輸液などは研修医でも処方を任されることが多く，緩和ケア初学者にも馴染みのあるテーマではないかと思います．各項目で，最低限必要な医学的知識，筆者らの経験談や失敗談，怒られポイントなどを盛り込んでいます．またColumnでは，驚きや笑いを含みながら気軽にみてもらえたらと思って筆者みなが心を込めて書きました．

　みなさん，消化器症状の緩和ケアをいっしょに学びましょう！そして，消化器症状の緩和ケアを盛り上げていきましょう！Let'go！

　2023年6月

執筆者一同

# 目　次

# 1-a. がんに限らない悪心・嘔吐

これで脱・初心者！
つまずきやすいポイント

① 悪心・嘔吐の原因はがんに関連する病態だけではありません．一度，視野を広くして原因を考えてみましょう．

② 「とりあえず(いつもの)メトクロプラミド！」から卒業しましょう．どのような病態が関与しているかを想定し，適切な薬剤を選択しましょう．

③ 悪心・嘔吐を薬剤だけで解決できないことがあります．その場合は，前提を疑いながら，できる工夫を多職種で考えましょう．

## ① 悪心・嘔吐の原因はがんに関連する病態だけではない

　がん患者にとって悪心・嘔吐はよく経験する症状のひとつであり，化学療法やオピオイドなどが原因になります．（詳細は1-b参照)がん患者が「吐きそう，吐いた」などと訴える場合，事前確率の高いがんに関連した病態を考えるのは当然です．しかし，目の前に登場する患者は，がんだけを罹患しているわけではありません．高齢になるにつれ，多疾患併存(multimorbidity)になり，その上位5位を占めるのは，慢性閉塞性肺疾患，糖尿病，高血圧症，悪性疾患，脳血管障害です[1]．つまり，がん患者は非がん疾患も罹患しているのです．診療に一生懸命になっているときほど，また，実務が忙しいときほど，視野狭窄に陥り見落としている原因があるかもしれません．また，非がん患者であっても悪心・嘔吐をきたすことがあります．一度，視野を広げ，

原因検索を行う練習をすることで、診療に行き詰ったときに、抜け漏れがないか、見当違いをしていないか、など自分の思考過程を振り返る助けになるでしょう。悪心・嘔吐の原因をがん疾患と非がん疾患で明確に分けることは難しい側面もありますが、本項では、がん・非がん問わず全般的な病態について記載します。

## ② 「とりあえず（いつもの）メトクロプラミド」から卒業！

看護師から「○○さん、吐き気があるってよ」といわれたとき、「メトクロプラミド1Aよろしく！」と、即答できる医師って格好いいですよね。頭を傾げながら、どうしようと悩んでいる医師よりは断然格好いいし憧れます。ときには、心のなかで、「原因はよくわからないけど、いつも使っているメトクロプラミドでいいんじゃない？」と思っていることもあるでしょう。

メトクロプラミドは、主に末梢性ドパミン受容体拮抗作用を持ち、消化管蠕動を亢進することで、制吐作用を発揮します。注意点は、褐色細胞腫の疑いのある患者（急激な昇圧発作を起こすおそれがある）、消化管に出血、穿孔または器質的閉塞のある患者（消化管運動の亢進作用により症状を悪化させるおそれがある）は禁忌であることです。消化管が完全閉塞している場合や蠕動亢進している場合には、疝痛や嘔吐などの症状を増悪させ、場合によっては穿孔を起こしてしまうことが知られています。すべての悪心・嘔吐に対しメトクロプラミドが第一選択薬になるわけではありません。がん疾患の場合、病態に応じた制吐薬を投与すること、病態が明らかではない場合には最も考えられる病態を推測し制吐薬を投与することが推奨されています[2]。非がん疾患では、第一選択薬を定めたガイドラインはありませんが、がん疾患と同様に病態に応じた薬剤を選択することが望ましいです[3]。

> Dr 森田より
> プリンペラン（メトクロプラミド）をうつ前に、簡単にでいいので患者さんの腹部の聴診をしてイレウス音（高調でカンカンいっている音）がしてないかを聞く習慣があるといいですね。

# 3 薬物療法だけですべてを解決できるわけではない

　皆さんも，症状を完全に取り去ることができず，悩んだ経験はあると思います．たとえば，疼痛管理では，オピオイドやNSAIDs，鎮痛補助薬などを用いても，どうしても副作用の問題から，痛みを完全に取り去ることが難しい場面があります．もちろん神経ブロックなどのインターベンション治療を早期に検討することも重要です．「痛みゼロ生活！」を実現することが難しい場面もあります．その場合，患者がどの程度の痛み，どの程度の影響であれば許容できるかを確認し，価値観を尊重したうえで，治療目標設定を行います．

　悪心・嘔吐の場合も，症状を完全に取り去ることが難しいことがあります．薬をあれこれ調整するだけでなく，見落としている病態はないか，悪心・嘔吐を起きにくくするような工夫はないかなど，緩和ケア医，病棟看護師，薬剤師，栄養士，理学療法士らから情報を集め，多方面から考え解決策を模索することが症状緩和の早道につながるでしょう．

> **Dr 森田より**
> 医者の目からみると，悪心よりも嘔吐のほうがはっきりしていて目につくのですが，患者さん目線では，「(1日に1〜2回)吐くのはつらくないけど，悪心がずっと続くのがつらい」ということが多いです．

## [ 悪心・嘔吐の原因を見極める ]

　悪心・嘔吐の原因はがんや消化管疾患だけではありません．消化管疾患以外の腹腔内疾患や頭蓋内病変，感染症，内分泌・代謝性，薬剤性など多岐にわたります(図1)．

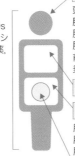

| 全身性疾患 | 頭蓋内病変＋α |
|---|---|

**薬剤性**

| 鎮痛薬 | オピオイド，NSAIDs |
|---|---|
| 心血管薬 | 抗不整脈薬，ジゴキシン，降圧薬，β遮断薬，カルシウム拮抗薬，利尿薬 |
| 喘息治療薬 | テオフィリン |
| 抗菌薬／抗ウイルス薬 | エリスロマイシン，テトラサイクリン，スルホンアミド，抗結核薬，アシクロビル |

経口血糖降下薬
抗てんかん薬
抗パーキンソン病薬
抗がん薬

**毒素**　ヒ素，有機リン，農薬

**内分泌・代謝性**
電解質異常(低ナトリウム血症，高カルシウム血症など)，副腎機能低下症，糖尿病性ケトアシドーシス，腫瘍崩壊症候群，副甲状腺機能亢進症／低下症，甲状腺機能亢進症，妊娠，急性間欠性ポルフィリン症

**精神障害**　神経因性食思不振症，抑うつ，不安障害，心因性嘔吐

**頭蓋内病変＋α**
頭部外傷，脳血管障害(脳梗塞，脳出血，くも膜下出血)，水頭症，腫瘍性病変，髄膜炎，脳炎，脳膿瘍，片頭痛，てんかん発作，前庭系障害(内耳炎，メニエール病，乗り物酔い)，急性緑内障

**胸腔内疾患**　急性心筋梗塞，心不全

**腹腔内疾患(消化管以外)**
胆囊炎，胆管炎，肝炎，膵炎，腹膜炎，腎盂腎炎，尿毒症，肝性脳症

**消化管疾患**
感染性腸炎，食中毒，消化性潰瘍，食道カンジダ症，食道アカラシア，胃不全麻痺，過敏性腸症候群，炎症性腸疾患，腸重積，悪性腫瘍，幽門狭窄症，腸閉塞，絞扼性ヘルニア，慢性偽性腸閉塞，軸捻転，上腸間膜動脈症候群，後腹膜線維症，腸間膜虚血，虫垂炎，好酸球性胃腸症，輸入脚症候群，便秘症

**図1**　悪心・嘔吐の原因

〔Scorza K, et al：Am Fam Physician **76**：76-84, 2007, Talley NJ：Aust Fam Physician **36**：694-697 2007 より作成〕

▶ 消化管疾患とそれ以外の腹腔内疾患

　イレウスや食道カンジダ症，虫垂炎，輸入脚症候群，上腸間膜動脈症候群など消化管疾患であれば悪心・嘔吐が生じることは想像しやすいです．消化管以外であれば，胆囊炎・胆管炎，胆石発作，肝炎，腹膜炎，腎盂腎炎，肝不全，腎不全などがあります．なお，腎盂腎炎は腹腔内疾患ではありますが，腹痛を伴わない悪心・嘔吐を主訴とする場合があります．

▶ 頭蓋内病変

　頭蓋内圧を亢進させる状態，たとえば脳梗塞・脳出血，脳膿瘍，髄膜炎，水頭症は，悪心の有無にかかわらず嘔吐することがあります．前庭に影響を

与える状態, たとえば, メニエール病, 内耳炎などはめまいに付随して悪心・嘔吐を呈します.

▶ 全身性疾患

❶ 薬剤性

薬剤の副作用は, 悪心・嘔吐の最も一般的な原因であり, 原因となりうる薬剤の特定とその薬剤の中止を検討する必要があります[4]. がんの症状緩和に使う薬剤でも, オピオイド, NSAIDs, PPI, 緩下薬, 制吐薬など薬剤を使用していることがあります. 非がん疾患では, たとえば, 心不全であれば$\beta$遮断薬, ACE阻害薬/ARB, 利尿薬, ジギタリスなど, 喘息であればステロイド吸入薬, ロイコトリエン拮抗薬, テオフィリン製剤など, 糖尿病であれば, SGLT2阻害薬, DPP-4阻害薬, メトホルミンなどの血糖降下薬を使用しているでしょう. ジギタリスやテオフィリンは, 薬物血中濃度に配慮すべき薬剤です. 中毒域に達している場合は悪心・嘔吐, 食欲不振につながります. 臓器障害がある場合, 血糖降下薬により低血糖症状として気分不良や意識障害, 冷汗とともに悪心・嘔吐を呈することもあります. どんな場面でも, 副作用としての悪心・嘔吐にも目を向けましょう.

❷ 内分泌・代謝性

長期ステロイドを使用している患者がステロイドを急に中止した場合や, 敗血症性ショックにいたりステロイドカバーを行わなかった場合, 副腎機能不全により倦怠感, 悪心・嘔吐, 血圧低下, 低血糖などの症状を呈します. ステロイドを服用している患者は, 常に副腎機能不全をきたす可能性があることを念頭に置きましょう.

▶ 胸腔内疾患

急性冠動脈症候群(ACS)の1/4は胸痛以外が主訴であり, 冷汗, 呼吸困難, 腹痛, 全身倦怠感, 頻回の悪心・嘔吐, 失神, めまいなどが代表的です[5]. 注意したいのは, 高齢者や女性, 糖尿病患者, 脳梗塞や心不全の既往がある

患者では，無痛性ACSを生じることがあることです．高齢になるにつれ，胸痛の出現頻度は下がり，80歳で50%，85歳で38%しか胸痛を訴えません[6]．12誘導心電図や採血，心エコーなどを行い，専門医にコンサルトしましょう．

 さらにレベルアップしたい人のために

~どこまで検査をするのか？~

悪心・嘔吐の原因は様々で想定した疾患に応じて必要な検査があります．「どこまで検査したらいいのだろう？」と悩む場合は，①予後予測はどうか，②患者と家族はどう思っているか，③看護師ら他の医療スタッフの反応はどうか，の3つを参考に検討するとよいでしょう．illness trajectoryで病期のどの段階にあるかを確認し，PaP score，PPI，PiPSA/Bモデルなどのツールで予後予測をしましょう．そして，どのような検査が必要か，その検査の侵襲性はどれくらいかなどを，患者・家族と共有し，各々の考えを尋ねてください．また，看護師ら他の医療スタッフはどのように現状をみているか，感じているのかを確認しましょう．「○○のほうが，よりよいケアにつながると思う」と感じている医療スタッフもいるでしょう．避けたいのは，検査してもよさそうな場面で検査を絶対しないという考えにこだわったり，患者・家族は望んでないけど検査をゴリ押ししてしまったりすることです．「何とかしなければ！」と強く思っている主治医ほど，いつの間にか視野狭窄に陥り，気づいたら一人で突っ走ってしまっていた，という状況になるように思います．「どこまで検査したらいいのかな？」と感じたときほど，前述の3つを中心に思考の整理をしてみるのはいかがでしょうか．

## ［どう対応するか？］

### ▶ 病態に合った制吐薬を選びましょう

臨床現場では，末梢性ドパミン受容体拮抗薬であるメトクロプラミドやドンペリドンを用いることが多いと思います．悪心・嘔吐への第一選択薬を明示したガイドラインはありませんが，病態に応じた薬剤を選択することが望ましいとされています[3]．病態が特定できないときもあり，その場合は可能性の高い病態に合わせて薬剤を選択します．病態を考えて薬剤を選択すること

で, 効果が乏しい薬剤を漫然と使い, 副作用だけが目立つという状況に陥らなくて済むでしょう.

### ❶ 悪心・嘔吐のメカニズム(神経伝達系)から考える

悪心・嘔吐の神経伝達系を図2に示します. 大脳皮質からの入力, 前庭系からの入力, 化学受容器引金帯からの入力, 末梢臓器からの入力の4つが知られています. 刺激伝達に関与する受容体には, ドパミン受容体($D_2$), セロトニン受容体(5-$HT_2$, 5-$HT_3$), ヒスタミン受容体($H_1$), ムスカリン受容体($M_1$), ニューロキニン受容体($NK_1$)の6種類があり, どの受容体をターゲットとするかによって選択する薬剤が変わります(図3).

### ❷ いざ, 使い分けをどうするか

#### a. 大脳皮質系の活動によるもの
予期性嘔吐に代表する不安や恐怖に関連した悪心・嘔吐は, 大脳皮質のGABA受容体が関与しており, ベンゾジアゼピン系薬剤を使用します.

#### b. 前庭系への刺激によるもの
中枢神経や動作・体位により増悪する悪心・嘔吐は, ヒスタミン受容体拮抗薬やムスカリン受容体拮抗薬を用います.

> **Dr 森田より**
> 古典的には, 頭を動かしたときにくるめまいのような悪心には抗ヒスタミン薬, 1日中ずっと続く悪心には抗ドパミン薬のときが多いといわれています.

#### c. 化学受容器引金帯への刺激によるもの
薬剤や臓器障害(肝性脳症, 尿毒症など), 電解質異常による化学的刺激による悪心・嘔吐は, 中枢性ドパミン受容体拮抗薬を用います. なお, 1-bでも記載されている化学療法に伴う悪心・嘔吐の場合は, ニューロキニン受容体拮抗薬の併用が推奨されています.

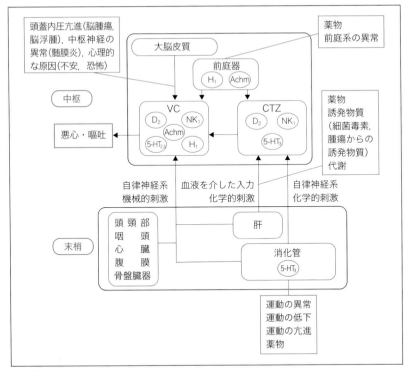

**図2　悪心・嘔吐の神経伝達**

H₁：ヒスタミン受容体，Achm：ムスカリン受容体，5-HT$_{2,3}$：セロトニン受容体，D₂：ドパミン受容体，NK₁：ニューロキニン受容体，VC：嘔吐中枢，CTZ：化学受容器引金帯
〔日本緩和医療学会（編）：がん患者の消化器症状の緩和に関するガイドライン2017年版，金原出版，p.14 図1，2017より許諾を得て転載〕

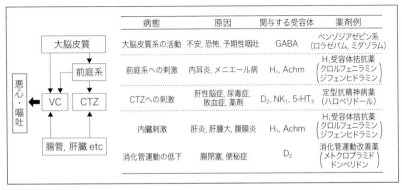

**図3　病態に関連する受容体と薬剤例**

### d. 内臓刺激，消化管運動の低下によるもの

　内臓神経はセロトニンを介しているためオンダンセトロンなどの5-HT$_3$受容体拮抗薬は有効ですが，保険適用となるのは抗がん薬による悪心・嘔吐のみです．そのため，消化管運動低下が考えられる場合は，消化管運動改善薬である末梢性ドパミン受容体拮抗薬や嘔吐中枢を抑制する中枢性ドパミン受容体拮抗薬を，内臓刺激を伴う場合はヒスタミン受容体拮抗薬やムスカリン受容体拮抗薬を用います．

### ❸ 各制吐薬の副作用

制吐薬にも注意すべき点があります(表1)．

　消化管運動改善薬のメトクロプラミドはドンペリドンよりも中枢移行性があり，アカシジアや遅発性ジスキネジアなどの錐体外路症状をきたしやすく，

**表1**　制吐薬（補助薬を含む）と副作用

| 分類 | 薬剤例 | 副作用 |
|---|---|---|
| 消化管運動改善薬 | メトクロプラミド<br>ドンペリドン | 錐体外路症状<br>QT延長症候群 |
| 定型抗精神病薬 | ハロペリドール<br>クロルプロマジン，レボメプロマジン | 錐体外路症状，血糖異常<br>錐体外路症状，血圧低下 |
| 非定型抗精神病薬 | クエチアピン，オランザピン<br>リスペリドン，ペロスピロン | 錐体外路症状，血糖異常<br>錐体外路症状 |
| 5-HT$_3$受容体拮抗薬 | オンダンセトロン，グラニセトロン | 便秘，頭痛 |
| NK$_1$受容体拮抗薬 | アプレピタント，ホスアプレピタント | 頭痛，吃逆，便秘 |
| コルチコステロイド | デキサメタゾン，ベタメタゾン | 血糖異常，血圧上昇，せん妄 |
| ベンゾジアゼピン受容体作動薬 | ロラゼパム，アルプラゾラム，ジアゼパム | 眠気，ふらつき，せん妄 |
| 抗コリン薬 | スコポラミン，ブチルスコポラミン | 口渇，尿閉，せん妄，眠気 |
| H$_1$受容体拮抗薬 | クロルフェニラミン，ジフェンヒドラミン | 口渇，尿閉，せん妄，眠気 |
| H$_2$受容体拮抗薬 | シメチジン，ファモチジン | 頭痛，下痢，軟便，便秘，せん妄 |
| プロトンポンプ阻害薬 | エソメプラゾール，オメプラゾール | 頭痛，下痢，軟便，腹痛 |

ドンペリドンはQT延長などの不整脈誘発リスクがあるといわれています.

　抗精神病薬は,一般的に錐体外路症状をきたしうる薬剤です.特に,経静脈的に投与するハロペリドールは,パーキンソン病患者には禁忌となっています.クロルプロマジンやレボメプロマジンは$\alpha_1$遮断作用があるため起立性低血圧に注意が必要です.クエチアピンやオランザピンは血糖異常をきたすため糖尿病患者には禁忌です.オランザピンは比較的強い鎮静効果を持ち,半減期が長いため,傾眠や過鎮静状態が長く続くことがあります.リスペリドンやペロスピロンは糖尿病患者でも使用することは可能ですが,腎機能が悪い場合はリスペリドンの効果が遷延します.

　5-$HT_3$受容体拮抗薬は,頭痛や便秘が主な副作用です.低頻度ではありますが重大な副作用として,アナフィラキシーやQT延長症候群があります[7].

　$NK_1$受容体拮抗薬は,頭痛,便秘,吃逆をきたすことがあります.低頻度ではありますが重大な副作用としてアナフィラキシーやStevens-Johnson症候群があります[7].

　コルチコステロイドやベンゾジアゼピン受容体作動薬,抗コリン薬,$H_1$受容体拮抗薬,$H_2$受容体拮抗薬は,せん妄に注意する必要があります.症状を緩和するために用いる制吐薬の副作用が,いつの間にか患者を苦しませてしまっていた!という状況は,できる限り避けたいものです.

　プロトンポンプ阻害薬は,頭痛,軟便などの副作用があります.短期使用よりも長期使用の副作用として,*C.difficile*感染症,collagenous colitisによる下痢,骨折,ビタミン$B_{12}$欠乏症などが知られています.特に下痢には注意して下さい.

**Column**

　　　　　～患者さんが「そわそわ系」になっちゃった!?～

＜エピソードその①＞

　ある日,いつもどおり出勤して,入院患者のカルテチェックをしていると,「ナースコールを押さずに動く」「静止が効かない」「会話がちぐはぐである」「大声で叫ぶ」「せん妄でありセレネース投与」などの記載がありました.「せん妄になってしまったか…」と思いながら,病棟からの話を聞くと,確かにせん妄のような状況でした.直接因子,促進因子,準備因子に分けて考えて…と,考えていると,数日前からクロルフェニラミンを使っていました.悪心・嘔吐は改善

していたのですが，どうも，抗ヒスタミン薬がせん妄を起こしてしまったよう
です．患者と話していると，確かに昨日のことは覚えていませんでした（認知は
ない方です）．それから，「お腹がなんとなく痛い」というので，診察すると，下
腹部が緊満しているように感じました．ベッドサイドエコーをしてみると，膀胱
が緊満しており，尿閉状態になっていました．入院中は排尿も十分にあったの
で，抗ヒスタミン薬による尿閉が生じ，尿閉もせん妄のきっかけになったのだ
ろうと判断しました．

＜エピソードその②＞

　当直中の出来事です．入院患者から「なんか，いつもと違うのよ」といわれま
した．話を聞いていると，「眠れない」という話だけでなく，「身体や脚がそわそ
わして，じっと座っていられず，歩きたくなる」，「脚をすりすり擦ってたほうが
楽である」などの発言がありました．内服薬をみると，最近食欲がなくなったと
いう主訴に対し，近医でスルピリドが開始されており，ドパミン受容体遮断作
用によるアカシジアが生じていると考えました．

　アカシジアが軽度の場合なかなか気づきにくいですが，夜間に寝つきにくい
といった不眠症を伴うことがあります．ドパミン受容体遮断作用を持つ薬剤を
使っている場合，アカシジアを想定し，「じっとしていられない感じはありませ
んか？ 身体がそわそわしたりしませんか？」など，問診することで気づくことが
できるでしょう．

　アカシジアの症状は，薬物の投与開始や増量後，数日以内に出現することが
多いですが，数ヵ月経過して出現することもあります．被疑薬（表2）の中止によ
り症状の消失が期待できます．制吐薬として開始した薬剤が，アカシジアを起
こしてしまった，ということがないように，短期間の使用にとどめるように心が
けたいものです．

**表2　緩和ケア領域でよく使用する薬剤で錐体外路症状を生じる薬**

| 抗ドパミン作用を有する薬剤 | 定型抗精神病薬 | ハロペリドール，クロルプロマジン，スルピリド，プロクロルペラジン |
| | 非定型抗精神病薬 | リスペリドン，ペロスピロン，クエチアピン，オランザピン，アリピプラゾール，ブロナンセリン |
| | 抗うつ薬 | 三環系抗うつ薬（アミトリプチリン，アモキサピン），四環系抗うつ薬（ミアンセリン） |
| | 消化管運動調整薬 | メトクロプラミド，ドンペリドン，イトプリド |
| その他の機序によるもの | | 抗てんかん薬（バルプロ酸） |

〔余宮きのみ：ここが知りたかった緩和ケア，第2版，南江堂，2019より引用〕

▶ 制吐薬以外の介入：原因疾患・病態へのアプローチ

これまで薬物療法を中心に記載しましたが，症状の改善には原疾患への直接的な介入も必要です．たとえば，低血糖が原因であれば，ブドウ糖補充により症状は改善します．髄膜炎や腎盂腎炎などの感染症が原因であれば抗菌薬治療を行います．低ナトリウム血症や高カルシウム血症などの電解質異常では補正をしましょう．薬剤の副作用（例：ジギタリス中毒）であれば，被疑薬を中止することで症状改善につながります．薬物療法だけでなく，取り除くことができる原因があれば介入を検討しましょう．

 私のプラクティス

～病態がわからないとき，まずはどう処方するか？～

病態が明らかであればよいですが，病態が不明なことや原因がありすぎて主病態がつかみにくいときにどうしたらよいか悩むことがあると思います．十分なエビデンスはありませんが，私なりの対応例を記載します．少なくとも禁忌に該当する病態がない，もしくは，その可能性が低いことを確認して薬剤を使用しています．

＜例＞
　(1)体動で悪心・嘔吐が増悪する場合
　　①トラベルミン配合錠®1回1錠　1時間以上あけて1日2回まで
　　②ネオレスタール注射液®1回1A　1時間以上あけて1日2回まで
　(2)体動で悪心・嘔吐の程度が変化しない場合
　　①プリンペラン®5mg　1回1錠　1時間以上あけて1日2回まで
　　②プリンペラン注射液®10mg　1回1A　1時間以上あけて1日2回まで

［ なかなか改善しないときの対応 ］

いろいろな介入を行っても悪心・嘔吐が改善しない場面はあるでしょう．その場合，①原因の再検索，②薬物療法と非薬物療法の見直し，③治療目標の再設定，の3つを考えます．

▶ 原因の再検索

　当初想定していた身体疾患以外の問題はありませんか？　初回に考えた疾患以外に新たに発生した問題はありませんか？　これまで可能性が低いと思っていた疾患を含め改めて見直しましょう．たとえば，排便が毎日あるから便秘がない，と判断していませんか？　排便量を確認すると，毎日「少量」だったということもあります．排便管理をすることで，症状の軽減につながることがあります(排便管理の詳細は「2：便秘」を参照してください)．その他，前述のとおり，薬の副作用は比較的多くみられます．必ず薬の副作用をチェックしましょう．

> Dr 森田より
> 　便秘が悪心の原因というのはオピオイドを使用している患者ではよくあることで，「吐き気吐き気」と思ってレントゲンをとったらむっちゃ便秘だったことが(疑っていなくて)わかるとガクッとします．

▶ 薬物療法と非薬物療法の見直し

❶ 薬物療法

　すでに使っている薬剤を増量し，その効果が得られるか確認します．効果が乏しい場合，他の制吐薬を併用もしくは変更します．その場合，すでに使っている薬剤とは異なる薬理作用を持つ薬剤を選択することを考慮します．

**Column**

～「制吐薬は何種類盛っていいの？」～

　非がん患者の悪心・嘔吐を執筆しているとき，過去の診療がよみがえってきました．病棟で看護師から，「○○さん，吐き気があります」といわれたら，「メトクロプラミドで！」とだけしかいえなかった時期があります．メトクロプラミドも1日4回も5回も使うことはできませんよね．それでも症状が続いていた場合，恥ずかしながら，患者に耐えてもらうしかない，と思っていました．いろいろな薬があることがわかると，「どの制吐薬を使えばいいの？」，「いっしょに

使っていいの？」,「いっしょに使うなら何種類まで使っていいの？」と悩みながら, 制吐薬を使っていた記憶があります.

『がん患者の消化器症状の緩和に関するガイドライン2017年版』には,「第一選択薬の最大投与量でも悪心・嘔吐の緩和が得られない場合, 投与していない別の作用機序を持つ制吐薬を追加併用する」と記載されています. 明確に「〇種類までOK」ということはいえませんが, 少なくとも, 2種類程度併用してもよいようです. 悪心・嘔吐の神経伝達に関する受容体に対する薬剤に加え, 予期性不安で使うベンゾジアゼピン系薬剤や, 未知の病態への効果を期待するステロイドがあります. たとえば, 化学療法に伴う悪心・嘔吐では, $NK_1$受容体拮抗薬＋オランザピン＋デキサメタゾンの3種類を使います. 臨床現場において, 作用機序の異なる2〜3種類の制吐薬を併用することはあっても, 作用機序がかぶるような薬剤を併用して, 4種類, 5種類と制吐薬を増やすことは望ましい状況ではありません. そう考えると, 適切に制吐薬を用いて2〜3種類でも症状の改善が得られないのであれば, 薬物療法では解決しないと思ったほうがよいでしょう.

> **Dr 森田より**
> 複数の受容体に1剤で効かせたいときには, 最近ではオランザピンが用いられますが, 古典的にはヒルナミン(レボメプロマジン)の少量が用いられていました. いまでもUKでは使用頻度が高めです. そんな背景でランダム化試験も計画されたりしています.
> Hardy JR, et al : Methotrimeprazine versus haloperidol in palliative care patients with cancer-related nausea : a randomised, double-blind controlled trial. BMJ Open 9 (9) : e029942, 2019

❷ 非薬物療法

どうしても原因疾患を完治させることができないこともあります. また, 薬物調整をしても症状の軽減が図れないこともあります. そのため, 原因検索と同時に症状のきっかけにつながる要因を探しましょう. たとえば私の場合, 看護師から「病室内の清掃時に使う消毒液の匂いがダメみたい」,「蒸しタオルの匂いがダメみたい」と教えてもらったことがあります. 消毒液の変更, 温かいタオルはその都度温水で濡らしたタオルを準備するなどの方法で症状

## 初心者の処世術

### 〜「助けて，栄養士さん！」〜

　悪心・嘔吐が続くと栄養面が心配になります．末梢点滴だけでは栄養学的に限度があります．「食べられるときに食べてね」と患者にいっていた時期がありました．しかし，この言葉も患者にとってプレッシャーを与えてしまい，余計に症状が悪化してしまったという経験があります．それ以降，「吐き気があるからしょうがないよね．私もいろんな人と相談して考えてみますね」というように心がけています．そして，食べ物のことは栄養士に相談しています．入院患者数あたりの栄養士数からすると医師よりも貴重な存在で，仕事量も多く忙しいだろうと思いながらも相談しています．

　患者の好む食事，食べやすい食形態やシンプルな味つけの料理，1回の食事量を少なくするなどの工夫をしてくれます．食べやすい物は，おにぎり，ゼリー，シャーベットなどのさっぱりした物や，おかゆ，豆腐，うどんなどの消化のよい物になります．温かい食事は匂いを放ちやすいので，あえて冷まして提供することがあります（ちなみに，冷めてもおいしい料理を提供するときにこの作戦は有効です）．食事だけでなく，口腔内を清潔にすることも重要になります．少なくとも1日1回程度の歯磨きは行い，それが難しいのであればうがいを行うように促します．患者にもよりますが，薄めの紅茶や緑茶のうがいは，口腔内の「さっぱり感」を出すにはよいように思います．

　栄養士を頼る理由は，食事のことだけではありません．食事の内容だけでなく，食に対する考えや病状の認識，これからどう生活したいのか，など「食」を通じて患者が抱いている思いを引き出してくれるからです．なかなか話してくれない患者でも，栄養士との話では，思いを語ってくれる場面を経験しました．成功のポイントは，すべてを栄養士に任せて，われわれはサポートに徹することです．栄養士の工夫が患者にどのように役立っているのかをしっかりみましょう．医師が行っている治療内容が栄養士の行動の妨げになっていないかを常に確認しましょう．たとえば，食事摂取量が少ないにもかかわらず，高血圧症や心不全があるからといって厳密な減塩食を貫き通すことは避けましょう．悪心があっても，「ちょっと食べられた！」という経験が，好転のきっかけになることもあります．自分ができないことは，できる人にお願いするという素直な姿勢も，巡り巡って患者への良好なケアにつながると思っています．

軽減を図ることができました．一人だけで考えられることには限りがあります（スーパードクターは例外ですが…）．いろいろな人の意見を聞くことで，多方面から考えることができ，気づかなかったことを早く知ることができると思います．積極的にメディカルスタッフに尋ねるようにしています．

▶ 治療目標の再設定

　原因の特定が困難だったり，薬物療法や非薬物療法で対処できなかったりする症例を経験された方も多いでしょう．そのようなときは，悪心・嘔吐による苦痛を可能な限り軽減するのと同時に，患者に症状の完全消失は難しいことを伝え，どの程度の症状であれば日常生活をある程度満足して送ることができるか，を話し合いましょう．私の場合，何が可能で，何が困難かを患者・家族と医療従事者とで共有しながら，どうしたら症状とうまくつき合う

 **私の失敗談**

### ～薬だけでなく，心のケアにもご注意を～

　失敗というよりも反省させられた症例があります．心不全ステージDで利尿薬，循環作動薬を駆使しながら加療していた患者が，悪心・嘔吐のため食事摂取ができず，メトクロプラミドやドンペリドン，ハロペリドールで対応していました．それでも症状の改善がなく，循環器内科医師より相談を受けました．身体疾患の鑑別を行いましたが，最終的に治療抵抗性の心不全による一症状であると考えました．食欲亢進や睡眠障害の改善，あわよくば制吐作用を期待し，ミルタザピン（5-HT$_{2A}$, 5-HT$_{2C}$, 5-HT$_3$受容体とH$_1$受容体遮断）を使用したり，食事を考えるだけで悪心を認めることから予期嘔吐のような病態を考慮し，アルプラゾラムを使用したりしていましたが，なかなか悪心・嘔吐の改善にはいたりませんでした．

　本例では，コロナ禍で家族との直接の面会ができない状況が続いていました．オンライン面会を行うと本人の表情も和らぎ，一時的ではありますが，悪心・嘔吐の軽減が図ることができました．患者は最終的に転院されましたが，悪心・嘔吐の原因に心不全だけではなく，精神的苦痛による症状の誘発があったと考えています．コロナ禍であるという理由で，家族とのふれあいという本人にとって安楽につながる環境づくりに配慮していなかったのではないか，と身を引き締める経験でした．

ことができるかに視点を向けるようにしています．ときに，患者・家族には「匙を投げられた」と感じられることもあるでしょう．匙を投げるつもりで説明をしている方はいないと思います．可能な限り，継続してかかわっていく姿勢を伝えるようにし，つながりを大事にするように配慮しています．

Dr森田より

　心因性嘔吐という病態があり，「吐く」というのは現実を受け入れたくない現れであるという考えもありますね．筆者の経験では，1ヵ月続いた心因性嘔吐が5時間のventilation（感情表出）でまったくなくなった事例の経験があります．外科医に（患者にもだと思いますが）とっても感謝されました．
→森田達也ほか：癌告知に関連して心因性嘔吐を繰り返した終末期癌患者の2例．精神医学 **40**：1187-1191, 1998

## 文献

1) Prados-Torres A, et al：Multimorbidity patterns：a systematic review. J Clin Epidemiol **67**：254-266, 2014
▷ マルチモビディティーについて記載しており全体像を把握しやすいです．

2) 日本緩和医療学会（編）：がん患者の消化器症状の緩和に関するガイドライン2017年版，金原出版，2017
▷ がん患者の消化器症状についてのエビデンスの記載があります．

3) Scorza K, et al：Evaluation of Nausea and Vomiting. Am Fam Physician **76**：76-84, 2007
▷ 悪心・嘔吐についてプライマリケアの視点で記載されています．

4) Quigely EM, et al：AGA technical review on nausea and vomiting. Gastroenterology **120**：263-286, 2001
▷ 米国消化器病学会から出されている悪心・嘔吐のレビューです．引用されることが多いです．

5) Uretsky BF, et al：Symptomatic myocardial infarction without chest pain：Prevalence and clinical course. Am J Cardiol **40**：498-503, 1977
▷ 胸痛以外のACSの症状について記載されています．

6) Bayer AJ, et al：Changing presentation of myocardial infarction with increasing old age：J Am Geriatr Soc **34**：263-266, 1986
▷ ACSでは高齢になるにつれ胸痛を訴える頻度が低いことが記載されています．

7) がん診療ガイドライン <http://www.jsco-cpg.jp/guideline/29.html>（2023年5月29日閲覧）
▷ がん診療を行う方であれば必ず参照する場所です．

# 1-b. がん患者の悪心・嘔吐

これで脱・初心者！
つまずきやすいポイント

① がん患者における悪心・嘔吐の原因は抗がん治療だけとは限りません．悪心・嘔吐の鑑別もしっかり確認しましょう．
② 悪心・嘔吐には重症度があります．完全奏効が理想ですが許容される・されない範囲も理解しましょう．
③ 抗がん治療における悪心・嘔吐(chemotherapy-induced nausea and vomiting：CINV)への対応はすべて同じではありません．リスクや発現時期に合わせた適切な対応を理解しましょう．

## ① 悪心・嘔吐の原因は抗がん治療だけとは限らない

　悪心・嘔吐の頻度が低い免疫チェックポイント阻害薬・分子標的治療薬や制吐薬の開発が近年進んでいますが，悪心・嘔吐を伴う抗がん治療はいまだに多いのが実情です．では，悪心・嘔吐があればそれは抗がん治療が原因なのでしょうか？　もちろんそんなことはありません．悪心・嘔吐はがん患者には一般的な症状で40〜70％と報告されています[1]．抗がん治療前後での患者の状態や症状から，がん患者の悪心・嘔吐の鑑別を考えてみましょう．身体診察から鑑別があがるものや意識して検査を行わなければなかなか気づけないものまであります．広く鑑別をあげることができ(もしくはどこに鑑別が載っているか把握し，すぐに調べることができ)，適切な治療が行えるのはとても重要なことです．

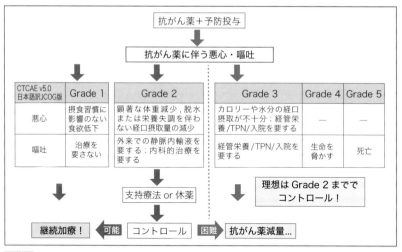

**図1** 抗がん薬に伴う悪心・嘔吐のフローチャート

TPN：中心静脈栄養

 悪心・嘔吐の重症度を考える

　嘔吐なくレスキュー治療が必要ない状態を完全奏効(complete response)，悪心がないかあっても軽度で，嘔吐なくレスキュー治療が必要ない状態を完全制御(complete control)といい，このいずれかの状態にコントロールできることが理想ではあります[2]が，実際には困難な場面も少なくありません．そのようなときにどこまで許容できるのか，どこから抗がん薬を減量しなければいけないのかを把握しておくことは非常に大切です．

　以前は，何回(何エピソード)嘔吐したかなどにより重症度を分けることがCTCAE (Common Terminology Criteria for Adverse Events)v4.0 で示されていましたが，CTCAE v5.0では輸液の必要性や栄養経路の変更の必要性で分けられています(図1)．また，これらは治療継続の可否に非常にかかわってくるため是非とも押さえておきたいところです．

# ③ 抗がん治療における悪心・嘔吐（CINV）への対応は様々である

　抗がん治療中に出現した悪心・嘔吐だからメトクロプラミドを入れよう！…はたしてそれでよいのでしょうか？　治療中に症状が増悪しているとしてその発現時期はいつでしょうか？　「治療のことを考えると前日にはいつも不安になってしまって…」そのような患者にはどのような薬がよいのでしょうか？そもそも薬でよいのでしょうか？　抗がん治療において悪心・嘔吐は切っても切り離せない症状のひとつであり，患者のQOLを大きく損なう症状です．使用する薬剤・リスク・発現時期を理解し，適切に対応しましょう．

## ［CINVにどう対応するか？］

　CINVへの基本的な対応は，①抗がん薬のレジメンに合わせた予防投与を行う，②必要に応じて支持療法・休薬も行い場合によっては減量も考慮する，の流れとなります（図1）．

### ▶ CINVの発現機序

　悪心・嘔吐の発生機序は「1-a：がんに限らない悪心・嘔吐」で解説しましたが，CINVでは抗がん治療により消化管粘膜に多く存在する腸クロム親和性細胞がセロトニンを分泌し，セロトニンが消化管の$5\text{-}HT_3$受容体に結合し，迷走神経を介する末梢性経路と，抗がん治療により延髄の最後野や孤束核に多く存在する$NK_1$受容体がサブスタンスPを分泌し，サブスタンスPが中枢神経系の$NK_1$受容体に結合し嘔吐を誘発する中枢性経路に分かれます．

表1 抗がん薬の催吐性リスク分類と悪心・嘔吐の発現時期に応じた予防薬の使い分け

| 分類 | 急性(投与後24hr以内) | 遅発性(投与後24hr〜約1週間程度持続) | 突出性(予防的投与にもかかわらず発現) | 予期性(抗がん薬のことを考えただけで誘発) |
|---|---|---|---|---|
| 高度(催吐性)リスク<br>high emetic risk<br>(催吐頻度>90%) | アプレピタント+5-HT₃RA+デキサメタゾン | アプレピタント+デキサメタゾン | 作用機序の異なる制吐薬を複数,定時投与する。5-HT₃RAを予防に使用した場合異なる5-HT₃RAに変更する。 | ①最善の対策は急性および遅発性嘔吐の完全制御<br>②ロラゼパムorアルプラゾラムの実施前夜からの内服(保険適用外) |
| 中等度(催吐性)リスク<br>moderate emetic risk<br>(催吐頻度30〜90%) | 5-HT₃RA+デキサメタゾン(±アプレピタント) | デキサメタゾン(±アプレピタント)(or 5-HT₃RA単剤など) | | |
| 軽度(催吐性)リスク<br>low emetic risk<br>(催吐頻度10〜30%) | デキサメタゾン(+プロクロルペラジンなど) | 基本的に不要 | | |
| 最小度(催吐性)リスク<br>minimal emetic risk<br>(催吐頻度<10%) | 基本的に不要 | 基本的に不要 | | |

※5-HT₃RA：5-HT₃受容体拮抗薬

▶ CINVの発現時期に応じた分類と介入方法(表1)

**❶ 急性悪心・嘔吐**

抗がん薬投与後,24時間以内に出現する急性悪心・嘔吐はセロトニンの関与が高いと考えられており,抗がん薬の治療アドヒアランスを妨げる最も大きな原因のひとつです.その予防性と効果の成否は後述の遅発性悪心・嘔吐の治療効果にも影響を及ぼします.

**❷ 遅発性悪心・嘔吐**

遅発性悪心・嘔吐は抗がん治療開始後24時間〜1週間程度までの間に生じ,セロトニンだけでなく,サブスタンスPの関与が高いとされています.これらに対してレジメンを確認しながらNK₁受容体拮抗薬,5-HT₃受容体拮抗薬,コルチコステロイドを合わせて予防投与をしていきます.また,近年多受容体作用抗精神病薬(MARTA)であるオランザピンが高度および中等度リスク抗がん薬による遅発性悪心・嘔吐に有用であるとの報告が多くなされています.

Dr 森田より
　CINVに対するオランザピンは，当初緩和治療で使用していた薬剤が
がん治療で使われるようになって標準治療になったという経緯が興味
深いです．国内でオランザピンのCINVの第Ⅲ相試験を中心に行った安
部先生*は若かりし頃，緩和ケア医にオランザピンを教えてもらったの
がきっかけと書いています．
*安部正和：化学療法に伴う悪心・嘔吐 化学療法の影響もありそうな悪
　心・嘔吐の薬物療法. 緩和ケア31：273-276, 2021

❸ 突出性悪心・嘔吐

　突出性は予防投与を十分行ったうえでの悪心・嘔吐であり，作用機序の異
なる制吐薬を複数，定時投与するのが通例です．程度としては軽度なものが
多いですが，急性嘔吐の対処が不十分なときに起こりやすいとされています．
プロクロルペラジンやメトクロプラミドを使用することが多いですが，腸閉
塞には注意が必要です．また，次コースでは異なる5-HT$_3$受容体拮抗薬を使
用したり，より高い催吐性リスクに準じて予防投与を行うことも考えますが，
症状緩和目的であれば次回の抗がん治療の強度を落としたり，催吐リスクの
低い抗がん薬への変更を考えます．

❹ 予期性悪心・嘔吐

　予期性悪心・嘔吐は抗がん治療を受けて悪心・嘔吐を経験した患者が実
際の抗がん治療が始まる前から治療のことを考えたり病院に来たりしただけ
で，症状が出現する場合を指します．最善の対策は最初から悪心・嘔吐を生
じさせないことではありますが，生活のなかで強い匂いを避けることなども
推奨されています[3]．日本では施設がごく限られていますが，海外では系統
的脱感作やリラクゼーションが試みられ，有用性なども確認されています．

Dr 森田より
　予期性嘔吐にも遅発性嘔吐にもいえることとして，まず，初回の化学
療法のときの急性嘔吐を抑えることがポイントです．初回がなんともな
ければ，「いやな印象」からの予期性嘔吐に陥らずに済みます．

**表2** 放射線治療による悪心・嘔吐のリスク分類および治療法

| 悪心・嘔吐のリスク分類（頻度） | 放射線照射部位 | 治療方法 |
|---|---|---|
| 高度（>90%） | 全身照射（TBI），全リンパ節照射（TNI） | 予防的5-HT$_3$受容体拮抗薬＋デキサメタゾン |
| 中等度（60～90%） | 上腹部，半身照射（HBI），上半身照射（UBI） | 予防的5-HT$_3$受容体拮抗薬＋デキサメタゾン |
| 軽度（30～59%） | 頭蓋，頭蓋脊髄，頭頸部，胸部下部，骨盤 | 予防的または症状発現後5-HT$_3$受容体拮抗薬 |
| 最小度（<30%） | 四肢，乳房 | 症状発現後のドパミン受容体拮抗薬または5-HT$_3$受容体拮抗薬 |

〔日本癌治療学会：制吐薬適正使用ガイドライン2015年10月【第2版】一部改訂版（ver.2.2）[2]
より許諾を得て転載〕

### ❺ その他

　放射線治療を併用している場合は，放射線治療による悪心・嘔吐（radiation-induced nausea and vomiting：RINV）も鑑別にあがります．照射部位によってリスク（表2）に違いがあり，実臨床では特に頭蓋内や腹腔内への照射は悪心の原因になりやすいように感じます．ある研究では，放射線治療に伴う悪心・嘔吐症状の発症時期の中央値は3日ともいわれており，患者因子としては化学療法歴，放射線治療歴，化学放射線治療歴があげられています[4]．RINVの予防はリスクに応じて5-HT$_3$受容体拮抗薬やコルチコステロイドを使用します．

### さらにレベルアップしたい人のために

#### ～抑うつ症状のある患者への処方にオススメの制吐薬～

　がん患者を診ていると，ある程度の頻度で抑うつ症状を訴える患者を診る機会があると思います．悪心・嘔吐と抑うつ症状のある患者には，併診が容易であったり，患者希望があったり，希死念慮があるなどの重篤なうつ病がある場合はもちろん精神科医に紹介することを基本とします．しかし，そこまでしなくてもとおっしゃる患者には自分で抗精神病薬を1剤処方することが多いと思います．エスシタロプラム（レクサプロ®）が忍容性や効果が高く使いやすいですが，投与初期には悪心の副作用が強く出るため，ここでは制吐作用のあるミルタザピン

（リフレックス®）をお勧めします．鎮静の作用もありますので不眠症状がある方にも使いやすく，眠前に1錠15mgから開始するとよいでしょう．
〈例〉・悪心・嘔吐症状＋抑うつ症状（＋不眠）がある患者
　　−リフレックス錠15mg　就寝前内服
　　（1週間以上の間隔を空けて1日用量として15mgずつ行う，投与上限は1日45mgまで）

## ［鑑別をチェックする］

### ▶ CINV以外の悪心・嘔吐を疑うタイミング

　①高リスクレジメンでないのに悪心・嘔吐が出たとき，②遅発性嘔吐が長く遷延するとき，③制吐薬を十分使用しても対応困難なとき，④前コースで悪心・嘔吐がなかったのに突然症状が出現したとき，⑤随伴症状（腹痛・頭痛など）を伴うときなどがあげられます．

### ▶ 主な鑑別（表3）[5]

#### ❶ 化学的な原因

　化学的な原因の多くは治療に関連する薬剤により，主には抗がん治療とオピオイドが原因となります．抗がん治療が原因の悪心・嘔吐について，本邦で承認されている注射および経口の抗がん薬による催吐性のリスク分類は表4, 5のとおりです．対応については後述しますが，適切な制吐薬を組み合わせて使用すればシスプラチンを使用する高催吐リスクのレジメンでも25％の頻度まで悪心・嘔吐を抑制できます．オピオイドに関しては投与した患者の40％に悪心・嘔吐がみられ，オピオイドの初回開始時と増量のときに生じ得ます．オピオイドが原因の悪心・嘔吐はCTZ，前庭系の刺激と消化管運動の低下が原因と考えられます．抗ヒスタミン薬としてジフェンヒドラミンやドパミン$D_2$受容体拮抗薬としてハロペリドール，メトクロプラミド，プロクロルペラジンが頻用されます．耐性形成を待つ場合や，オピオイドスイッチ

表3　がん患者における悪心・嘔吐の鑑別

| 病因 | 主な原因 | |
|------|---------|---|
| 化学的 | 薬剤 | オピオイド，ジゴキシン，抗てんかん薬，抗菌薬，抗真菌薬，抗うつ薬 (SSRI，三環系抗うつ薬)，がん薬物療法 |
| | 悪心・嘔吐の誘発物質 | 虚血性腸炎，感染，腫瘍からの生成物質 |
| | 代謝 | 腎不全，肝不全，高カルシウム血症，低ナトリウム血症，ケトアシドーシス |
| 消化器系 | 消化管運動の異常 | 腹水，肝腫大，腫瘍による圧迫，満腹 |
| | 消化管運動の低下 | 便秘，腸閉塞 (完全閉塞ではないとき) |
| | 消化管運動の亢進 | 下痢，腸閉塞 |
| | 薬剤による消化管への影響 | アスピリン，NSAIDs，抗菌薬，アルコール，鉄剤，去痰薬 |
| | 関連する病態 | がん性腹膜炎，肝皮膜の伸展，尿閉，後腹膜播種，胃炎・腸炎，放射線治療 |
| 中枢神経系 (前庭系を含む)，心理的 | 頭蓋内圧亢進と中枢神経系の異常 | 脳腫瘍，脳梗塞，脳出血，細菌性髄膜炎，眼精髄膜炎，放射線治療，脳幹の疾患 |
| | 心理的な原因 | 痛み，不安，恐怖 |
| | 前庭系の関与 | オピオイド，アスピリン，頭位変換による誘発 (メニエール症候群，前庭炎)，頭蓋底への骨転移，聴神経腫瘍 |
| その他 | 原因不明 | |

〔Colloca L, Barsky AJ: N Engl J Med **382**: 554-561, 2020[6]より作成〕

ングや減量などの対応も検討します．その他代謝異常によるものとして肝不全・腎不全，高カルシウム血症が多くあげられますが，詳細に関しては成書をご確認いただくこととし，ここでは割愛します．

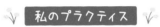

~ノセボ効果にご注意を~

　抗がん治療を始めるとき，どのような説明を行っていますか？

　「この抗がん治療では20%の人に悪心・嘔吐が出ます」と説明するのと「80%の人には副作用はありません」と説明するのでは，その後生じる副作用の頻度

が変わってきます．ノセボ効果という言葉を聞いたことがあると思います．プラセボ効果は効果を持たないものを服用してもよい効果が得られるものですが，反対にノセボ効果は悪い効果が出てしまうことを指します．説明の仕方によってよくも悪くも働いてしまうということを医療者が意識することは非常に大切かなと思います．そのため説明するときはフレーミングやインフォームドコンセントの内容を考えながら[6]，副作用の頻度を可能な限り低くしようと思いながら説明しております．誤魔化したり誘導したりするわけではなく，患者不利益を最小にすることを目的とした治療を心がけています．

> **Dr 森田より**
> CINVを予防できそうな声かけとして筆者がよく使うものは，「最近は治療もよくなったので，抗がん薬を服用したからって，昔のイメージみたいに洗面器かかえてずっと吐いているって人はもう何年もみたことないなあ」（横にいる頼りになりそうな看護師も強く相槌をうつ）です．availability bias（％でいわれるよりも，実際に体験したひとりの声に影響される）の利用といえなくもないかもしれません．

## ❷ 消化器系の原因

消化器系ではがん性腹膜炎や腸閉塞，便秘などが多くみられます．食道から肛門までの腸閉塞が悪心・嘔吐の原因である場合は，末梢の消化管の伸展により痛みを生じ得ます．閉塞部位よりも口側には，消化液とともに食物が貯留します．炎症物質や細菌の毒素が直接CTZを刺激することもあります．消化管運動の異常，便秘は慢性的に悪心・嘔吐の原因となり得ます．主に腸管の伸展が刺激となり，悪心・嘔吐を誘発します．オピオイドによる消化管運動の低下が悪心・嘔吐の原因である場合は，身体耐性の形成による自然軽快が期待できません．したがって悪心・嘔吐を緩和する際，制吐薬とともに下剤の投与を必要とする場合が多いです．また，便秘に対しては酸化マグネシウムなどでの治療が行われますが，腎機能障害の確認や高マグネシウム血症にも留意しましょう．

**表4　本邦で承認されている注射抗がん薬の催吐性リスク**

| 分類 | 薬剤，レジメン | | |
| --- | --- | --- | --- |
| 高度（催吐性）リスク high emetic risk（催吐頻度＞90%） | ・AC療法：ドキソルビシン＋シクロホスファミド<br>・EC療法：エピルビシン＋シクロホスファミド<br>・イホスファミド（≧2g/m²/回） | ・エピルビシン（≧90mg/m²）<br>・シクロホスファミド（≧1,500mg/m²）<br>・シスプラチン<br>・ストレプトゾシン | ・ダカルバジン<br>・ドキソルビシン（≧60mg/m²） |
| 中等度（催吐性）リスク moderate emetic risk（催吐頻度30～90%） | カルボプラチン（HECに準じた扱い）<br>非カルボプラチン<br>・アクチノマイシンD<br>・アザシチジン<br>・アムルビシン<br>・イダルビシン<br>・イノツズマブオゾガマイシン<br>・イホスファミド（＜2g/m²/回）<br>・イリノテカン<br>・インターフェロン-α（≧10 million IU/m²） | ・インターロイキン-2（＞12～15 million IU/m²）<br>・エノシタビン<br>・エピルビシン（＜90mg/m²）<br>・オキサリプラチン<br>・クロファラビン<br>・三酸化ヒ素<br>・シクロホスファミド（＜1,500mg/m²）<br>・シタラビン（＞200mg/m²）<br>・ダウノルビシン<br>・テモゾロミド | ・ドキソルビシン（＜60mg/m²）<br>・トラベクテジン<br>・ネダプラチン※<br>・ピラルビシン※<br>・ブスルファン<br>・ベンダムスチン<br>・ミリプラチン<br>・メトトレキサート（≧250mg/m²）<br>・メルファラン |
| 軽度（催吐性）リスク low emetic risk（催吐頻度10～30%） | ・アテゾリズマブ<br>・インターフェロン-α（5～10 million IU/m²）<br>・インターロイキン-2（≦12 million IU/m²）<br>・エトポシド<br>・エリブリン<br>・エロツズマブ<br>・カバジタキセル<br>・カルフィルゾミブ<br>・ゲムシタビン | ・シタラビン（100～200mg/m²）<br>・ダラツムマブ<br>・トラスツズマブエムタンシン<br>・ドキソルビシンリポソーム<br>・ドセタキセル<br>・ニムスチン<br>・ノギテカン<br>・パクリタキセル | ・パクリタキセルアルブミン懸濁型<br>・フルオロウラシル<br>・ブレンツキシマブ<br>・ペメトレキセド<br>・ペントスタチン<br>・マイトマイシンC<br>・ミトキサントロン<br>・メトトレキサート（50～250mg/m²未満）<br>・ラニムスチン<br>・ロミデプシン |
| 最小度（催吐性）リスク minimal emetic risk（催吐頻度＜10%） | ・L-アスパラギナーゼ<br>・アベルマブ<br>・アフリベルセプトベータ<br>・アレムツズマブ<br>・イピリムマブ<br>・インターフェロン-α（≦5 million IU/m²）<br>・オファツムマブ<br>・クラドリビン<br>・ゲムツズマブオゾガマイシン | ・シタラビン（＜100mg/m²）<br>・セツキシマブ<br>・テムシロリムス<br>・トラスツズマブ<br>・ニボルマブ<br>・ネララビン<br>・パニツムマブ<br>・ビノレルビン<br>・ビンクリスチン<br>・ビンデシン<br>・ビンブラスチン<br>・プララトレキサート | ・フルダラビン<br>・ブレオマイシン<br>・ベバシズマブ<br>・ペグインターフェロン<br>・ペプロマイシン<br>・ペルツズマブ<br>・ペンブロリズマブ<br>・ボルテゾミブ<br>・メトトレキサート（≦50mg/m²）<br>・ラムシルマブ<br>・リツキシマブ |

※色字は筆者が使用頻度が高いと考える抗がん薬

〔日本癌治療学会：制吐薬適正使用ガイドライン2015年10月【第2版】一部改訂版（ver.2.2）[2]より許諾を得て転載・一部改変〕

**表5** 本邦で承認されている経口抗がん薬の催吐性リスク分類

| 分類 | 薬剤，レジメン | | |
|------|------|------|------|
| 高度(催吐性)リスク high emetic risk(催吐頻度＞90%) | ・プロカルバジン | | |
| 中等度(催吐性)リスク moderate emetic risk(催吐頻度30〜90%) | ・イマチニブ<br>・エストラムスチン<br>・クリゾチニブ<br>・シクロホスファミド<br>・セリチニブ | ・テモゾロミド<br>・トリフルリジン・チピラシル(TAS-102)<br>・パノビノスタット | ・ブスルファン(≧4mg/日)<br>・ボスチニブ<br>・ミトタン<br>・レンバチニブ |
| 軽度(催吐性)リスク low emetic risk(催吐頻度10〜30%) | ・アファチニブ<br>・アキシチニブ<br>・アレクチニブ<br>・イキサゾミブ<br>・イブルチニブ<br>・エトポシド<br>・エベロリムス<br>・オラパリブ<br>・カペシタビン<br>・サリドマイド<br>・スニチニブ | ・ダブラフェニブ<br>・テガフール・ウラシル(UFT)<br>・テガフール・ギメラシル・オテラシル(S-1)<br>・ニロチニブ<br>・パゾパニブ<br>・パルボシクリブ<br>・バンデタニブ<br>・ブスルファン(＜4mg/日) | ・フルダラビン<br>・ポナチニブ<br>・ボリノスタット<br>・ラパチニブ<br>・レゴラフェニブ<br>・レナリドミド |
| 最小度(催吐性)リスク minimal emetic risk(催吐頻度＜10%) | ・エルロチニブ<br>・オシメルシニブ<br>・ゲフィチニブ<br>・ソラフェニブ<br>・ダサチニブ<br>・トラメチニブ<br>・トレチノイン | ・ヒドロキシカルバミド(ヒドロキシ尿素)<br>・フォロデシン<br>・ベムラフェニブ<br>・ベキサロテン<br>・ポマリドミド<br>・メトトレキサート | ・メルカプトプリン<br>・メルファラン<br>・ルキソリチニブ |

※色字は筆者が使用頻度が高いと考える抗がん薬

〔日本癌治療学会：制吐薬適正使用ガイドライン2015年10月【第2版】一部改訂版(ver.2.2)[2]より許諾を得て転載・一部改変〕

### ❸ 中枢神経系の原因

　中枢系では転移性脳腫瘍や髄膜がん腫症の原因となる一方で，不安や予期性嘔吐などの鑑別も含まれます．前者では頭蓋内圧の亢進が，頭痛とともに悪心・嘔吐の原因となるほか，髄膜への刺激もまた原因となります．また，転移性脳腫瘍，頭蓋骨への転移，脳出血，脳浮腫が原因となります．対応としては脳浮腫の軽減を目的としたコルチコステロイドの投与や，嘔吐中枢に作用する制吐薬が選択されます．体動に伴う悪心・嘔吐は前庭系への刺激が

原因となります．がんと直接関連のないめまい，小脳出血，またオピオイド投与中の患者にみられることもあります．

　後者の不安が原因となる悪心・嘔吐も，ときにがん患者にみられます．精神的な負担を強める状況や会話が悪心・嘔吐を引き起こす抗不安薬などの抗不安作用のある薬剤が投与されます．

 **私の失敗談**

Dr 森田より
　オピオイドを使用していると，悪心・嘔吐，眠気，精神症状のすべてが「麻薬のせい」にされがちです．しかし，精神症状，眠気，悪心・嘔吐……と並べてみると，いかにもCNS（中枢神経）っぽいですね．ちなみに，ビスホスホネートなどを定期的に投与するので最近は見落としが少なくなりましたが，高カルシウム血症も同じ症状でよく見落とされる筆頭でした．

## ［腫瘍そのものによる悪心・嘔吐にはどう対応するか？］

　腫瘍そのものによる悪心・嘔吐が考えられる場合は抗がん治療以外の治療も考えます．ここでは主に消化管閉塞および脳圧亢進症状に関して述べます．

### ▶ 消化管閉塞

　腫瘍に伴う完全な悪性消化管閉塞は，胃管やイレウス管の挿入，ステント留置によって悪心・嘔吐の改善も期待できます．しかし，侵襲的な処置であるため，患者・家族の希望や予後，今後の療養の場の状況を加味して検討します．

　不完全悪性消化管閉塞の場合は，コルチコステロイド，オクトレオチド，プロトンポンプ阻害薬，$H_2$ブロッカーで症状緩和を得られることが多いです．コルチコステロイドは抗炎症作用および非特異的な制吐作用を期待して投与し，再開通を目的とします．投与量はデキサメタゾン8mg/日を点滴静注で投与し，1週間かけて漸減・中止していきます．オクトレオチドは下部消化管閉塞でより効果的であり，消化液の分泌抑制および水分などの再吸収を促進する作用で症状を緩和します．オクトレオチド300μg/日を持続皮下注射で投与します．中止の時期は腸管内の液貯留をエコーなどで評価しながら検討します．プロトンポンプ阻害薬，$H_2$ブロッカーは胃液分泌量を減少させることで，間接的に腸閉塞に伴う悪心・嘔吐を改善させる可能性があります．現状根拠は不十分ではありますが，有害性は低く，必要に応じて検討してもよいと思います．なお余談ではありますが，消化器系のがんよりも婦人科系のがんのほうが柔らかいため薬物療法による解除ができやすいと臨床的に感じることが多いです．

Dr 森田より
　$H_2$ブロッカー・プロトンポンプ阻害薬は胃液の量を減らすために用います．多剤併用がよいのか，単剤でもよいのかの臨床試験の結果はまだ一貫していません．

## ▶ 脳圧亢進症状

　腫瘍に伴う脳圧亢進症状に対しては上述のコルチコステロイドやグリセリンの使用が検討されます．デキサメタゾン16mg/日から投与開始し，漸減やグリセリン200mL/回1日2回程度の追加投与も行います．その他，単発の転移であれば手術も検討され，4つ以下かつ直径3cm未満であれば定位的放射線治療，多数の転移であれば全脳照射線療法も検討されるため各専門科との連携も非常に重要になります．改めて表2を確認すると，頭蓋内であればリスクは軽度であるため状態に合わせて5-HT$_3$受容体拮抗薬の使用を検討します．

文献

1）日本緩和医療学会（編）：がん患者の消化器症状の緩和に関するガイドライン2017年版，金原出版，2017
　　▷ がん患者の消化器症状についてエビデンスも含めてまとまっています．

2）日本癌治療学会：制吐薬適正使用ガイドライン2015年10月【第2版】一部改訂版（ver.2.2）
　　▷ 抗がん治療を行うのであればまずここから．引用文献も豊富です．

3）NCCN Clinical Practice Guidelines in Oncology-Antiemesis-ver. 2, 2017
　　▷ 制吐薬適正使用ガイドラインでも数多く引用されています．

4）Maranzano E, et al；Italian Group for Antiemetic Research in Radiotherapy-IGARR：A prospective observational trial on emesis in radiotherapy：analysis of 1020 patients recruited in 45 Italian radiation oncology centres. Radiother Oncol **94**：36-41, 2010
　　▷ 放射線治療に伴う悪心・嘔吐に関しての研究であり，患者素因なども載っています．

5）日本緩和医療学会（編）：専門家をめざす人のための緩和医療学，第2版，南江堂，2019
　　▷ 緩和ケア専門医を目指すのであれば必携，その他症状も網羅しており文献も豊富です．

6）Colloca L, Barsky AJ：Placebo and nocebo effects. N Engl J Med **382**：554-561, 2020
　　▷ プラセボ効果とノセボ効果での副作用の変化やフレーミングに関して載っています．

# 2. 便秘

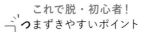
これで脱・初心者！
つまずきやすいポイント

① 「毎日便が出ません」それって便秘ですか？
毎日便が出ないことから便秘と感じる患者は多いですが，本当にそうでしょうか．

② 緩和ケアをうける患者はいろいろな理由から便秘になりやすいです．
以前の排便習慣も含めて，よく問診しましょう．

③ 便秘治療において刺激性下剤は漫然と使ってはいけません．
刺激性下剤には，耐性・依存性が生まれる危険性があります．刺激性下剤は基本的に頓用で使いましょう．

 ## ① 毎日便が出ないと便秘なのか

「便は毎日出るもの」「一日でも出ないと便秘だ」そう考えている患者は少なくありません．また医師も便秘症を疑う際に重視する症状は「排便回数の減少」が最も多いそうです[1]．　本当にそうでしょうか．『慢性便秘症診療ガイドライン2017』やRome IV基準では，「排便回数が週3回未満」が便秘の症状のひとつとしていますが，それだけで便秘といえるわけではありません．いきみが強かったり，便を出したあとでもすっきりしない残便感があったり，便がコロコロして硬いことも便秘の症状です．反対に毎日便が出ていても，便の硬さや残便感から便秘と訴える患者もいます．そんな患者に「毎日便が出

ているなら便秘ではありませんよ」と説明してはいけません．排便習慣を問診する際は，排便回数だけではなく，いきみの強さや残便感がないか，便が硬くないかどうかも問診することが大切です．

##  2 緩和ケアを受ける患者は便秘になりやすい

　慢性便秘症は緩和ケアを受ける患者の約15%の頻度で起こります．緩和ケアを受ける非がん患者では心不全，末梢循環不全，神経難病，慢性偽性腸閉塞(chronic intestinal pseudo-obstruction：CIPO)(Column[p.104]で後述)という消化器領域の難病を私たちはよく経験します．心不全では利尿薬の使用，神経難病ではADLや食事摂取量の低下，CIPOでは小腸の不可逆的な蠕動機能低下により便秘を起こします．また近年，ストレス病とされる過敏性腸症候群(IBS)は増加傾向であり，便秘型IBSを念頭に置いて便秘診療を行うことは重要です．緩和ケアを受けるがん患者において便秘は32〜87%と頻繁にみられ，コントロールが難しいことも少なくありません．医療用麻薬によるオピオイド誘発性便秘も多いですが，それ以外にも，①がんに関連するもの(直接または二次的な影響)，②食事量の低下，③薬剤(抗コリン薬，抗うつ薬，抗がん薬など)，④活動性の低下，⑤交感神経優位(不安，ストレス，いらいらなど)など様々なリスクがあります(図1)[2]．がんと診断される前から便秘がある人であれば，さらに悪化することもあるかもしれません．日々の診察において「もともと便秘はなかったですか」「最近のお通じの具合はいかがですか」と排便習慣を意識して問診するとよいと思います．また便秘の原因となりうる要素を意識して考えていきましょう．

##  3 便秘治療において，刺激性下剤を漫然と使わない

　便秘治療薬は今でこそ様々な種類がありますが，昔はマグネシウム製剤と刺激性下剤しか選択できませんでした．そのため刺激性下剤が連日処方されていることも少なくありません．刺激性下剤は，大腸蠕動を促進し，腸管からの水分吸収を抑制することで効果を発揮します．効果発現までの時間は比

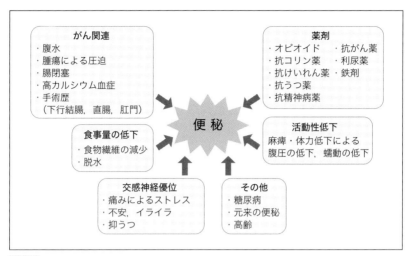

**図1** がん患者の便秘のリスク因子

〔余宮きのみ：ここが知りたかった緩和ケア，第2版，南江堂，2019[2]より作成〕

較的短いので速効性が期待できますが，長期的に使用すると耐性ができてしまい，効果が乏しくなることがあります．そうすると患者は，自己判断で1回の服用量を徐々に増やしてしまうこともあります．漫然と処方するのではなく，必要時にのみ使うことが望ましいです．現在市販されている主な下剤の多くは，刺激性下剤です．医師の処方箋なしで購入できるため，自己判断で不適切な使用を行い，下剤乱用を招く場合も少なくありません．便秘の患者には，市販薬剤を使っていないかどうかも問診が必要です．刺激性下剤には耐性ができてしまう可能性あることを説明することも必要です．

## ［便秘の診断］

▶ 便秘の定義を理解する

これまで明確な定義がなく，日本内科学会，日本消化器病学会などの学会

**表1　慢性便秘症の分類**

| 原因分類 | | 症状分類 | 分類・診断のための検査方法 | 専門的検査による病態分類 | 原因となる病態・疾患 |
|---|---|---|---|---|---|
| 器質性 | 狭窄性 | | 大腸内視鏡検査，注腸X線検査など | | 大腸がん，クローン病，虚血性大腸炎など |
| | 非狭窄性 | 排便回数減少型 | 腹部X線検査，注腸X線検査など | | 巨大結腸など |
| | | 排便困難型 | 排便造影検査など | 器質性便排出障害 | 直腸瘤，直腸重積，巨大直腸，小腸瘤，S状結腸瘤など |
| 機能性 | | 排便回数減少型 | 大腸通過時間検査など | 大腸通過遅延型 | 特発性<br>症候性：代謝・内分泌疾患，神経・筋疾患，膠原病，便秘型過敏性腸症候群など<br>薬剤性：向精神薬，抗コリン薬，オピオイド系薬など |
| | | | | 大腸通過正常型 | 経口摂取不足（食物繊維摂取不足を含む）<br>大腸通過時間検査での偽陰性など |
| | | 排便困難型 | 大腸通過時間検査，排便造影検査など | | 硬便による排便困難・残便感（便秘型過敏性腸症候群など） |
| | | | 排便造影検査など | 機能性便排出障害 | 骨盤底筋協調運動障害<br>腹圧（怒責力）低下<br>直腸感覚低下<br>直腸収縮力低下など |

- 慢性便秘（症）は，大腸がんなどによる器質性狭窄性の原因を鑑別したあと，症状のみによって，排便回数減少型と排便困難型に分類する．
- 排便回数減少型において排便回数を厳密に定義する必要がある場合は，週に3回未満であるが，日常臨床では，その数値はあくまで目安であり，排便回数や排便量が少ないために結腸に便が過剰に貯留して腹部膨満感や腹痛などの便秘症状が生じていると思われる場合は，週に3回以上の排便回数でも排便回数減少型に分類してよい．
- 排便困難型は，排便回数や排便量が十分あるにもかかわらず，排便時に直腸内の糞便を十分量かつ快適に排出できず，排便困難や不完全排便による残便感を生じる便秘である．
- さらに必要に応じて，大腸通過時間検査や排便造影検査などの専門的検査によって，排便回数減少型は大腸通過遅延型と大腸通過正常型に，排便困難型は「硬便による排便困難」と便排出障害（軟便でも排便困難）に病態分類し，便排出障害はさらに器質性と機能性に分類する．
- 複数の病態を併せ持つ症例も存在することに留意する必要がある．

〔日本消化器病学会関連研究会慢性便秘の診断・治療研究会：慢性便秘症診療ガイドライン2017，南江堂，p.3，2017[3]より引用〕

が独自に定義をつくっていました．2017年に『慢性便秘症診療ガイドライン』が発刊され，そのなかでは「本来対外に排出すべき糞便を十分量かつ快適に排出できない状態」と定義されています[3]．

## ▶ 便秘の分類を理解する

便秘の分類を表1に記載します．緩和ケアを受ける患者の便秘で多く出くわすのは，器質性のものでは大腸がんが圧倒的に多いと思います．機能性の排便回数減少型では，便秘型IBSや薬剤性(オピオイド，抗精神病薬，抗コリン薬)，ADLや食事摂取量の低下によるものが多いです．直腸の宿便をきたしやすい便排出障害型では，腹圧の低下，オピオイドや加齢による直腸感覚の低下が原因となることが多いです．

## ▶ 便秘の診断基準を理解する

### ❶ 慢性便秘症

国際的にはRome Ⅳ診断基準が用いられています(表2)[4]．ここで注意しなければならないのは，Rome Ⅳ基準は6ヵ月以上前から続く症状に対する慢性便秘の基準であるため，全身疾患に関連して起こる急性～亜急性の便秘は病態が異なります．

過敏性腸症候群(便秘型)と慢性便秘症の厳密な鑑別は困難とされており，『慢性便秘症ガイドライン』では，Rome Ⅳの診断基準より「下剤を使用しないときに軟便になることはまれである」「IBSの診断基準を満たさない」の2つの条件を除外しています．診断基準を理解することは大切ですが，研究目的に厳密な診断を要する場合を除き，患者が便秘症状に困っている場合は，臨床

**表2　機能性便秘の診断基準**

診断の6ヵ月以上前から症状があり，最近3ヵ月は以下の基準を満たす．
1．以下の症状の2つ以上がある
　a．排便の25%にいきみがある
　b．排便の25%に兎糞状便または硬便がある
　c．排便の25%に残便感がある
　d．排便の25%に直腸肛門の閉塞感あるいはつまった感じがある
　e．排便の25%に用手的に排便促進の対応をしている(摘便，骨盤圧迫など)
　f．排便回数が週3回未満
2．下剤を使わないときに軟便になることはまれ
3．過敏性腸症候群(IBS)の基準を満たさない

〔Lacy BE, et al：Gastroenterology **150**：1393-1407, 2016[4]より引用〕

| 表3 | オピオイド誘発性便秘(OIC)診断基準 |
|---|---|

1. オピオイドを開始，変更，増量した際に，便秘が新たに生じるかあるいは増悪する．
   以下の項目の2つ以上を含むこと
   a. 排便の25%にいきみがある
   b. 排便の25%に兎糞状便または硬便がある
   c. 排便の25%に残便感がある
   d. 排便の25%に直腸肛門の閉塞感あるいはつまった感じがある
   e. 排便の25%に用手的に排便促進の対応をしている(滴便，骨盤圧迫など)
   f. 排便回数が週3回未満
2. 下剤を使わないときに軟便になることはまれ

〔Lacy BE, et al：Gastroenterology **150**：1393-1407，2016 [4]より引用〕

的に便秘と判断し，治療を行う必要があると考えられています．

> **Dr 森田より**
> 臨床現場で毎回診断基準を念頭に置いて診察するのは大変な気がするので，「うんこするときに困ってる？」だけでもよいのかなと思うところです(抑うつに対する気持ちのつらさのスクリーニングのような感じで)．

## ❷ オピオイドによる便秘

がんの痛みなどのためにオピオイド治療を受ける患者では，2週間以内に約50%が便秘を発症するとされています[5]．眠気や嘔気と異なり，耐性が形成されにくいので，継続的なコントロールが必要です．便秘のためにレスキュー使用を控えてしまう，オピオイドの増量ができず痛みが十分に取り切れない，といった状態にならないようにすることが大切です．オピオイドによる便秘症は，オピオイド誘発性便秘(opioid-induced constipation：OIC)という慢性便秘症とは異なるカテゴリーに分類されています(表3)[4]．基本的には一般的な便秘と同じ病態ですが，オピオイドを開始・変更・増量したことがきっかけで便秘が新たに生じるか，あるいは悪化しているかどうかがポイントです．

> **Dr 森田より**
> 便秘が悪化するから鎮痛薬(のレスキュー投与)を控えているという患者は割と多いもので，ただレスキュー薬を飲め飲めいっても心には響かないので，「どうして飲まないのか」の原因にアプローチするという考え方が大事ですね．

## ▶ 便秘を診断する

### ❶ 問診を行う

　まず排便に関する問診(排便回数は減っていないか，便の硬さはどうか，お腹が張るなどの腹部症状はないか，肛門症状はないか，など)を行います．また排便リズムや朝食摂取の有無についても問診を行います．

　次に病悩期間(いつから便秘になったか)，発症契機(腹部手術後などのきっかけとなった出来事はあるか)，併存疾患，内服薬，手術歴・出産歴を確認します．二次性便秘の除外を行ううえでとても重要なことです．また内視鏡検査，注腸検査を進める指標として，「警告徴候」と「危険因子」があります．
　　・警告徴候：排便習慣の急激な変化，予期せぬ体重減少，血便，腹部腫瘤*，腹部波動*，発熱，関節痛 (*身体診察にて評価する)
　　・危険因子：50歳以上での発症，大腸器質的疾患の既往歴，大腸器質的疾患の家族歴

### ❷ 身体診察を行う

　腹部視診，触診，打診，聴診を行います．肛門，会陰の診察，直腸肛門指診を行うことが推奨されています．お尻が痛いということで，外痔核が飛び出していたりすることはよくあり，百聞は一見に如かずですので，気になったり痛みの原因に迷う場合は，積極的に肛門診察をしましょう．また，便が出ないことが多いですが，直腸に宿便がある場合は，経口的に下剤を投与してもなかなか出ないものです．直腸指診をして宿便の有無を確認することは患者を便秘の苦痛から開放する第一歩です．直腸に宿便があった場合は，摘便，下剤，浣腸といった経肛門的処置を行い糞詰まりをとることが重要です．

### ❸ 通常検査を行う

#### a. 血液検査

　赤血球，ヘモグロビン，血清BUN，血清クレアチニン，血清カルシウム，血清カリウム，CRP，赤沈の測定を考慮します．糖尿病を疑う場合は，血

糖，HbA1c，尿糖の測定が有用です．また甲状腺疾患を疑う場合は，遊離T$_3$，遊離T$_4$，TSHが有用です．

b. 便潜血検査

大便を検査専用のスティックで採取し，便に血液が混ざっていないかを診断します．近年は大便を1日に1回ずつ2日に分けて採取する「便潜血2日法」が主流で，通常は検査当日を含む3日以内の便で検査します．

c. 画像検査

腹部X線・注腸X線検査，内視鏡検査があります．これらの検査は大腸がんなどの器質的疾患の除外が主な目的です．便秘の病態評価は難しいですが，問診で，警告徴候や危険因子を認めた場合には考慮したほうがよいでしょう．

### ❹ 必要に応じて専門的機能検査を行う

大腸通過時間検査，排便造影検査，バルーン排出検査，直腸肛門内圧検査などがあります．これらの検査は，便秘の病態診断に有用なことがありますが，保険適用となっていない検査もあり，専門施設でのみ行われています．慢性便秘症の病態のひとつである便排出障害の診断には，排便造影検査が標準的なため，疑う場合は，専門施設への紹介を考慮します．

ガイドラインでは診断フローチャートは提唱されておらず，診断に必要な項目について個別に解説されています．海外で提唱されている慢性便秘症診療のフローチャートを参考にしてみてください（図2）[6]．

## ［便秘の治療］

### ▶ 便秘と診断されたらまず何をするか

明確な決まりはありませんが，世界消化器病学会では，図3のようなアルゴリズムが提唱されています[7]．まずは生活習慣の改善，食事療法などから開始することがよいとされています．それでもよくならない場合は，薬物治療を検討しましょう．

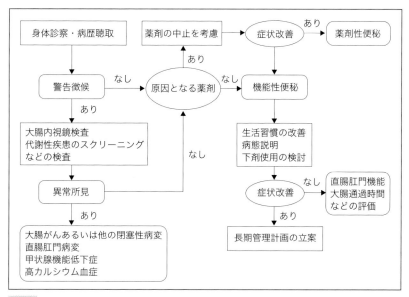

**図2**　慢性便秘症診療フローチャート

〔Tack J, et al：Neurogastroenterol Motil **23**：697-710, 2011[6]より作成〕

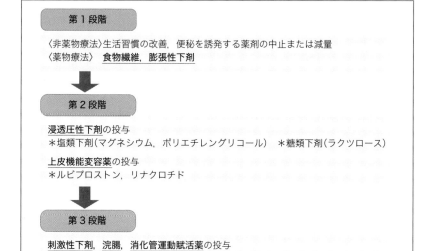

**図3**　世界消化器病学会が提唱する治療アルゴリズム

〔Lindberg G, et al：J Cin Gastroenterol **45**：483-487, 2011[7]より引用〕

便秘症に対して使用できる薬剤はいろいろあります．薬剤ごとに作用機序や特性が違うため，患者の病態に合わせた薬剤選択を行う必要があります．表4に各種便秘症治療薬をまとめました．

### ❶ OIC治療薬

#### a. ナルデメジン（スインプロイク®）〔初心者向け〕

末梢オピオイド受容体拮抗薬でOIC専用の薬です．作用発現時間は4〜5時間程度です．この薬剤は，OICに対して効果がありますが，それ以外の便秘では効果はみられないため，OICであるかどうかの診断が必要です．「オピオイド内服中＝OIC」ではありません．オピオイド投与期間が長いほど身体依存が形成されやすく，オピオイド離脱症状の下痢に注意が必要です[8]．オピオイドを始める際に予防的に投与することも多いですが，予防的投与の有効性については一定の見解はありません．医師主導臨床試験レベルでは，OIC予防に対するナルデメジンの有効性の検討が行われている段階です[9]．

≪処方例≫

スインプロイク®　1回0.2mg　1日1回　※原則，自己調整は行わない

---

**Dr 森田より**

筆者はナルデメジンを予防投与する派ですが，理由は2つあります．1つは，ターギン®（ヨーロッパで慢性疼痛向けに販売されているオキシコドンと末梢性オピオイド受容体拮抗薬の合剤）の知見で，確かに末梢性オピオイド受容体拮抗薬が加わると便秘が予防できていること，2つ目には「便秘になってから」だと急激な離脱症状を起こして下痢や腹痛，最悪の場合腸穿孔のリスクがあることです．

**表4　各種便秘症治療薬の特徴**

| 分類 大分類 | 末梢性μ受容体拮抗薬 | 膨張性下剤 | 浸透圧性下剤 | | 大腸刺激性下剤 | | 上皮機能変容薬 | | 胆汁酸トランスポーター阻害薬 | 坐剤 | 浣腸 |
|---|---|---|---|---|---|---|---|---|---|---|---|
| 小分類 | | | 糖類 | 塩類 | アントラキノン系 | ジフェニール系 | Cl channelアクチベーター | グアニル酸シクラーゼC受容体作動薬 | | | |
| 名称 一般名 | ナルデメジン | ポリカルボフィルカルシウム | ラクツロース | 酸化マグネシウム | センノシド | ピコスルファートナトリウム | ルビプロストン | リナクロチド | エロビキシバット | 炭酸水素ナトリウム・無水リン酸二水素ナトリウム | グリセリン |
| 商品名 | スインプロ | コロネル、ポリフル | ラグノスゼリー、モニラック | マグミット | プルゼニド | ラキソベロン | アミティーザ | リンゼス | グーフィス | 新レシカルボン坐剤 | グリセリン浣腸、グリセリン坐剤 |
| 剤型 | 錠 | 錠 | 粉末・ゼリー | 錠・粉末 | 錠 | 液体・錠 | カプセル | 錠 | 錠 | 坐剤 | 浣腸液 |
| 保険適用 | オピオイド誘発性便秘 | 過敏性腸症候群の便通異常（下痢・便秘）、消化器症状 | 慢性便秘症（器質的疾患を除く）、産婦人科術後の便通異常 | 便秘症、胃・十二指腸潰瘍、上部消化管機能異常 | 便秘症 | 便秘症、術後の排便補助 | 慢性便秘症 | 慢性便秘症、便秘型過敏性腸症候群 | 慢性便秘症（器質的疾患を除く） | 便秘症 | 便秘時の排便 |
| 適応 小児への適用可能 | | ○ | モニラックのみ | 記載なし | 記載なし | ○ | 記載なし | 記載なし | 記載なし | 記載なし | ○ |
| 妊産婦使用可能 | | ○ | ○ | | | | 禁忌 | | | | ○ |
| 禁忌 | 消化管閉塞 | 急性腹症、術後イレウス、高血圧症、腎不全、腎疾患 | 記載なし | 急性腹症、重症硬結便（低カリウム）、腸閉塞 | 急性腹症、重症硬結便（低カリウム） | 腸閉塞、急性腹症 | 腸閉塞、妊婦 | 腸閉塞 | 腸閉塞 | 急性腹症、重症硬結便、腸疾患 | 腸管穿孔、消化器症状 |
| 作用 蠕動運動促進 | ○ | | | | ○ | ○ | | | ○ | ○ | ○ |
| 水分移行促進 | | | ○ | ○ | | | ○ | ○ | ○ | ○ | ○ |
| 便塊回復 | | ○ | | | | | | | | ○ | ○ |
| 薬価 | 高め | 高め | 中間 | 安い | 安い | 安い | 高め | 高め | 高め | 中間 | 中間 |
| 適応 | 水分移行と蠕動促進の両方に効果あり、便秘の改善効果あり | | | 高マグネシウム血症に注意（特に腎機能低下症例）所に高頻度で症例、活性型ビタミンD製剤併用で高マグネシウム血症を起こしやすい併用注意 | 大腸メラノーシス、依存性・習慣性、幼小児・妊婦・高齢者で黄褐色または赤色尿 | 大腸メラノーシス、依存性・習慣性が少ない、幼小児または妊婦、高齢者でも | 若年女性に嘔気、併用禁忌、妊娠・授乳期 | 過敏性腸症候群の便秘型にも効果あり | 水分移行と蠕動促進の両方に効果あり | 妊産婦にも使用可能 | 便の色（出血の溶出）、肛門近傍は困難な場合は困難しい |

＃：高マグネシウム血症の症状：悪心・嘔吐、口渇、徐脈、血圧低下、皮膚紅潮、傾眠など

＊：以下の薬剤の効果を減弱させる

テトラサイクリン系抗菌薬、ニューキノロン系抗菌薬、ビスホスホネート、セレコキシブ、ロスバスタチン、ラベプラゾール、ガバペンチン、ポリカルボフィルカルシウム、高カリウム血症改善イオン交換樹脂

## ❷ 浸透圧性下剤

### a. 酸化マグネシウム(マグミット®) 初心者向け

　日本で最も多く処方されている便秘薬です．腸管内での水分分泌を促すことで便をやわらかくする効果があります．ゆっくり効いてくる薬剤なので，効果が出るまでには数日間かかります．自己調整が可能な薬剤で，価格も安いので最初に使用する薬剤としては使いやすいと思います．副作用は少ないですが，腎機能が低下していると，長期間内服で，血清マグネシウム値が上がってしまうことが報告されているため，定期的にマグネシウム値を採血で確認する必要があります．

≪処方例≫

　マグミット®錠330 mg　1回1～2錠　1日3回食後，自己調整可

### b. ポリエチレングリコール(モビコール®配合内容剤LD) 専門医へ相談

　米国では薬物治療の第1選択ですが，本邦ではこれまで大腸内視鏡検査の前処置薬としてのみ使用されてきました．習慣性や副作用の心配がなく，小児(2歳以上)や高齢者に対しても安全に使用できる薬剤です．効果発現は比較的緩徐で，数日を要します．

≪処方例：成人の場合≫

　初回投与：モビコール®配合内容剤LD　1回2包　1日1回

　※1包を約60 mLの水分に溶解して服用する．水以外でも，ジュース，
　　お茶，ヨーグルト，スープなどの好みの飲料を使用可

　※増量は2日以上の間隔をあけて，1日最大6包(1回量として4包)まで
　　の増量可

### c. ラクツロース(ラグノス®ＮＦ経口ゼリー) 初心者向け

　浸透圧性下剤のうち糖類下剤に分類されるラクツロース製剤は，従来小児の便秘症に対して適応がありましたが，2019年にラグノス®NF経口ゼリーに慢性便秘症の適応が追加されました．ガラクトースとフルクトースからなる糖類で，経口投与で未変化のまま大腸に達し，腸内細菌によって乳酸・酪酸などの有機酸に分解され，浸透圧作用で腸管内に水分を分泌し，便をやわらかくします．有機酸には腸管蠕動を亢進する作用もあります．

≪処方例≫
　ラグノス®ＮＦ経口ゼリー　1日2〜6包の間で用量調節が可能

> **Dr 森田より**
> 　国内では「下剤」という感覚はあまりない薬剤だったと思いますが，ヨーロッパでは薬価も低いため頻用されます．近年新規下剤が次々と登場するまでは，筆者のプラクティスで登場頻度がかなり高い薬剤でした（いまでも高いですが）．

### ❸ 膨張性下剤 （専門医へ相談）

a. カルメロースナトリウム（カルメロースナトリウム®）
b. ポリカルボフィルカルシウム（コロネル®，ポリフル®）

　膨張性下剤は，消化管内で消化吸収されず，水によって容積が増大され，便をやわらかくし，便のかさを増やす効果があります．ポリカルボフィルは，「過敏性腸症候群における便通異常（便秘・下痢）および消化器症状」に効果効能があります．本邦では，カルメロースナトリウムが唯一便秘症に効能を有する膨張性下剤で，耐性形成や習慣性なく，長期的に服用することができます．世界消化器病学会が提唱するガイドラインでは治療アルゴリズムの初期段階にのせられていますが，本邦ではあまり積極的には選択されていません．

### ❹ 上皮機能変容薬

a. ルビプロストン（アミティーザ®）（専門医へ相談）

　ルビプロストンは，小腸の腸管内腔側に存在するクロライドチャネルを活性化し，腸管内の水分を増やし，便をやわらかくし，腸管内の便輸送能を高めて排便を促します．また内臓知覚過敏を改善させる効果もあるといわれています．いずれも24時間以内に効果がみられます．ルビプロストンは妊婦には投与禁忌であり，若年女性に生じやすい悪心の副作用に注意が必要です．
≪処方例≫
　アミティーザ®カプセル　1回12〜24μg　1日2回

※薬剤効果が強く出る可能性もあるため，1日1回から開始し，ステップ
アップする方法もある.

b. リナクロチド(リンゼス®) 📞専門医へ相談

　グアニル酸シクラーゼC受容体アゴニストで，腸管内へ水分分泌および
小腸輸送能を促進し，便通を改善します. 増加したcGMPにより消化管粘
膜下の内臓知覚神経の痛覚過敏を抑制し，腹痛を改善する効果がありま
す. 効果発現までの時間は個人差が大きいですが，早いと2～3時間といわ
れています. 食事摂取と薬剤内服時間が近いと下痢が起きやすいといわれ
ています.

≪処方例≫
　リンゼス®錠　1回0.25～0.5mg　1日1回　食前


❺ 分泌・蠕動誘発薬

a. エロビキシバット(グーフィス®) 📞専門医へ相談

　回腸末端に発現している胆汁酸トランスポーター阻害薬です. 胆汁酸の
再吸収を一部抑制し，大腸への胆汁酸流入量が増えることで，大腸粘膜か
らの水分分泌促進，大腸蠕動促進が促され，2つの作用で排便を促します.
軟便化作用よりも蠕動促進作用が上回ります. 胆汁酸の代謝を利用してい
るため，内服は食前行い，効果発現までは早いと2～3時間です. 副作用と
して，約2割で腹痛が起きることがあります. 血清胆汁酸レベルは食事摂
取量とともに増加しますが，一方で空腹時にも胆汁酸分泌が観察されると
いう報告があります[10]. 食事摂取量が減少しているがん患者では，選択し
づらいようにも思いますが，エロビキシバットが食事摂取量に関係なく，
がん患者の便秘改善に有効であるという報告もあり[11]，食事摂取困難な場
合でも内服導入あるいは継続を考慮してもよいかもしれません.

≪処方例≫
　グーフィス®　1回5～15mg　1日1回　食前

**❻ プロバイオティクス** 初心者向け

a. ビフィズス菌製剤(ビオフェルミン®錠剤，ラックビー®)

b. 酪酸菌剤(ミヤBM®錠)

　腸内細菌叢の乱れと便秘の関連が近年指摘されてきています．排便回数や便形状，QOLを改善させることなどが報告されていますが[12]，一定した見解は得られていません．速効性は期待できませんが，腹痛や下痢などの副作用が起こりにくく，また他の薬剤との併用にも影響がないため，併存疾患が多い患者や高齢者でも長期的に安心して使用できる薬剤です．

**❼ 刺激性下剤** 初心者向け

a. アントラキノン系：センノシド，アロエ

b. ジフェニール系：ビサコジル，ピコスルファートナトリウム

　刺激性下剤は，大腸蠕動を促し，腸管からの水分吸収を抑える薬剤です．効果発現までの時間は比較的短く，アントラキノン系・ピコスルファートナトリウムで8〜12時間，ビサコジルで15〜60分とされています．速効性が期待できるため，選択されやすい薬剤ですが，長期連用による薬剤耐性や精神的依存性が出現することがあり，効きにくくなる，必要な薬剤量が徐々に多くなるなどのおそれがあります．冒頭でも述べましたが，漫然とした長期処方は避け，**必ず頓用**で併用するようにしましょう．

≪処方例≫

　　ラキソベロン®錠　1回2〜3錠／便秘時

　　プルゼニド®錠　1回2〜3錠／便秘時

　　ラキソベロン®内用液　1回10〜15滴／便秘時

**❽ 浣腸・坐剤・摘便** 専門医へ相談

　浣腸や坐剤は，直腸に物理的な刺激を与えることで排便を促します．速効性がありますが，長期にわたる使用は習慣性を招くため，漫然と使用することは避けるべきです．摘便は，便秘症に対する有用性の報告はありませんが，下部直腸にたまった便(宿便)を自力で出せない場合には，積極的

に検討しましょう.

 さらにレベルアップしたい人のために

### ～浣腸は左側臥位で～

「グリセリン浣腸お願いします」と,看護師に指示を出すことも多いですよね.実は危険なことも多いので知っておいてください.日本看護技術学会の報告でPMDAデータベースによるとグリセリン浣腸の有害事象の最多は,直腸穿孔,次いで溶血です.図4に示すように立位での浣腸は特に直腸穿孔やストッパー遺残のリスクが高く,左側臥位で浣腸を行うようにしましょう.

**取り扱い時の注意点**
立位では,お腹に圧力がかかり,直腸前壁の角度が鋭角になるため,チューブの先端が直腸前壁に当たりやすく,直腸穿孔やストッパーの遺残のリスクが増します

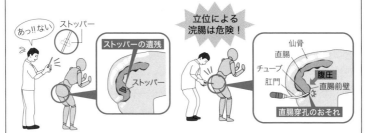

**浣腸の正しい使い方**
**左側臥位で実施する**

左側臥位にすることで,S状結腸が下がり,薬液が重力に従って下方に流れていき,浣腸液が直腸からS状結腸,下行結腸に流れる

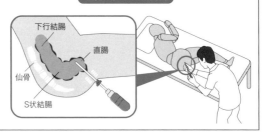

**図4　浣腸の正しい使い方**

〔独立行政法人　医薬品医療機器総合機構　医薬安全情報　No.34 2012年10月より作成〕

## ▶ 薬剤をどのように使い分けるか

　近年，便秘薬の開発が進み，以前と比べて治療選択肢が大きく広がりました．どれを選択したらよいのか判断に迷うこともあるかもしれません．残念ながら，薬剤同士を比較した臨床試験の報告はなく，個々の患者の病態に合わせた薬剤選択を行う必要があります．また選択可能な薬剤は複数種類あるものの，本邦では厚生労働省からの保医発により，上皮機能変容薬，PEG製剤，エロビキシバット，ラクツロースは他の便秘症治療薬で効果不十分な場合に二次的に使用するよう周知されています．これも酸化マグネシウムや刺激性下剤に頼らざるを得ない状況を生み出しています．医療経済的な問題が関与しており，今後の課題といえるでしょう．

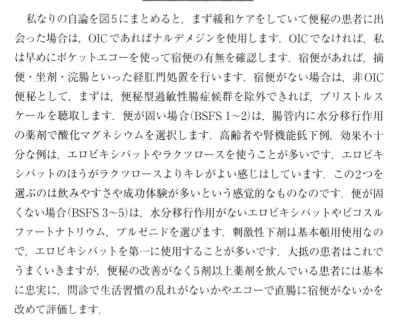

### 私のプラクティス

　私なりの自論を図5にまとめると，まず緩和ケアをしていて便秘の患者に出会った場合は，OICであればナルデメジンを使用します．OICでなければ，私は早めにポケットエコーを使って宿便の有無を確認します．宿便があれば，摘便・坐剤・浣腸といった経肛門処置を行います．宿便がない場合は，非OIC便秘として，まずは，便秘型過敏性腸症候群を除外できれば，ブリストルスケールを聴取します．便が固い場合(BSFS 1〜2)は，腸管内に水分移行作用の薬剤で酸化マグネシウムを選択します．高齢者や腎機能低下例，効果不十分な例は，エロビキシバットやラクツロースを使うことが多いです．エロビキシバットのほうがラクツロースよりキレがよい感じはしています．この2つを選ぶのは飲みやすさや成功体験が多いという感覚的なものなのです．便が固くない場合(BSFS 3〜5)は，水分移行作用がないエロビキシバットやピコスルファートナトリウム，ブルゼニドを選びます．刺激性下剤は基本頓用使用なので，エロビキシバットを第一に使用することが多いです．大抵の患者はこれでうまくいきますが，便秘の改善がなく5剤以上薬剤を飲んでいる患者には基本に忠実に，問診で生活習慣の乱れがないかやエコーで直腸に宿便がないかを改めて評価します．

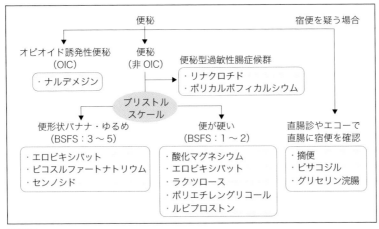

便秘

宿便を疑う場合

オピオイド誘発性便秘
（OIC）
・ナルデメジン

便秘
（非 OIC）

便秘型過敏性腸症候群
・リナクロチド
・ポリカルボフィカルシウム

ブリストル
スケール

便形状バナナ・ゆるめ
（BSFS：3 〜 5）
・エロビキシバット
・ピコスルファートナトリウム
・センノシド

便が硬い
（BSFS：1 〜 2）
・酸化マグネシウム
・エロビキシバット
・ラクツロース
・ポリエチレングリコール
・ルビプロストン

直腸診やエコーで
直腸に宿便を確認
・摘便
・ピサコジル
・グリセリン浣腸

**図5** 便秘症治療薬の使い分け

▶ 薬物治療で効果がみられない場合はどうするか

　薬物療法以外の内科的治療として，便排出障害に対する慢性便秘症に対するバイオフィードバック療法が推奨されています．しかし治療法としては保険収載されておらず，施行可能な施設も限られています．

### 文献

1）三輪洋人ほか：日本人における慢性便秘症の症状および治療満足度に対する医師/患者間の認識の相違．Therapeutic Research **38**（11），2017
　▷ 慢性便秘症患者の症状は医師と患者の間で乖離がある．

2）余宮きのみ：ここが知りたかった緩和ケア，第2版，南江堂，2019
　▷ 日常臨床に即した緩和ケアについて記載しているため初学者にもわかりやすい．

3）日本消化器病学会関連研究会慢性便秘の診断・治療研究会（編）：慢性便秘症診療ガイドライン2017，南江堂，2017
　▷ 慢性便秘症診療のバイブル．エビデンスに基づいた指針が書かれている．

4）Lacy BE，et al：Bowel disorders．Gastroenterology **150**：1393-1407，2016
　▷ Rome Ⅳ基準について詳細に書かれている．

5）Tokoro A, et al：Incidence of opioid-induced constipation in Japanese patients with cancer pain：a prospective observational cohort study．Cancer Med **8**：4883-4891，2019
　▷ 日本のオピオイド誘発性便秘の頻度調査．

6) Tack J, et al：Diagnosis and treatment of chronic constipation-a European perspective. Neurogastroen-terol Motil **23**：697-710, 2011
▷ ヨーロッパでの慢性便秘症のガイドライン.

7) Lindberg G, et al：World Gastroenterology Organisation global guideline：Constipation：a global per-spective. J Clin Gastroenterol **45**：483-487, 2011
▷ WHOからの便秘の指針.

8) Takagi Y, et al：Prevention and management of diarrhea associated with naldemedine among patients receiving opioids：a retrospective cohort study. BMC Gastroenterol **20**：25, 2020
▷ ナルデメジン投与後下痢のリスク因子を解析した論文.

9) Ozaki A, et al：Comparing the effectiveness of magnesium oxide and naldemedine in preventing opi-oid-induced constipation：a proof of concept, single institutional, two arm, open-label, phase II, ran-domized controlled trial：the MAGNET study. Trials **21**：453, 2020
▷ オピオイド内服と同時に酸化マグネシウム投与がよいかナルデメジンがよいかを検討したランダム化比較試験.

10) Schalm SW, et al：Diurnal serum levels of primary conjugated bile acids. Assessment by specific ra-dioimmunoasays for conjugates of cholic and chenodeoxycholic acid. Gut **19**：1006-1014, 1978
▷ 便秘と胆汁酸に関する論文.

11) Ozaki A, et al：Elobixibat effectively relieves chronic constipation in patients with cancer regardless of the amount of food intake. Oncologist **26**：e1862-e1869, 2021
▷ がん患者の便秘にエロビキシバットが有効であったことと食事摂取量と効果には影響がなかったことを調査した論文.

12) Fuyuki A, et al：Efficacy of Bifidobacterium bifidum G9-1 in improving quality of life in patients with chronic constipation：a prospective intervention study. Biosci Microbiota Food Health **40**：105-114, 2021
▷ ビオフェルミン錠が便秘QOLに有効であったことを示した研究.

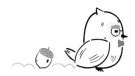

# 3. 下痢

これで脱・初心者！
つまずきやすいポイント

① 血便の出ている下痢は要注意です．精査しましょう．

② とめてよい下痢と，とめてはいけない下痢があることを理解しましょう．
感染性の下痢は止痢剤でむやみにとめてはいけません．

## ① 血便の出ている下痢は要注意

　血便が出ている場合は，なんらかの器質的な疾患を疑います．大腸の感染性(カンピロバクター腸炎)，腫瘍性病変や炎症性腸疾患といった器質的疾患が隠れている場合や，頻度が高いものでは高齢者に多い虚血性腸炎や憩室出血があります．ショックバイタルの憩室出血は，緊急内視鏡になる場合も多いため緊急内視鏡のタイミングを逃さないようにしましょう．他の場合は，待機的に内視鏡を検討するのがよいです．

## ② 感染性の下痢は止痢剤でむやみにとめてはいけない

　下痢は，急激に発症して2〜3週間以内に軽快する急性下痢と，3〜4週以上持続する慢性下痢に分類されます．そのなかでも急性下痢の感染腸炎は，とめてはいけない下痢です．消化器内科の外来で多いのは，ウイルス性腸炎

ですが，基本的にウイルス性腸炎と診断した場合は腸管安静です．クロストリジウム・ディフィシルによる偽膜性腸炎の場合は，止痢薬は使わずに，原因に見合った抗菌薬の投与を選択します．感染性腸炎と診断したら，止痢薬の投薬はやめましょう．

 私の**失敗談**

~頓用オーダーのセット化での注意点~

　たまに胃腸炎で入院する患者がいます．私が消化器内科なり立ての医師3年目でことが起きました．頓用オーダーはセット化されていて，たとえば，疼痛時はロキソプロフェンナトリウム，発熱時はアセトアミノフェン，便秘時は酸化マグネシウムという処方がよく使われているのですが，下痢時はロペラミドカプセルを使っていました．通常の患者同様に，頓用セットを入院時にオーダーしたため，下痢時の頓用指示が残ってしまい，看護師が夜間下痢で眠れないため下痢どめを使用しました．翌日，腹痛増悪，発熱し，限局性腹膜炎のように一部腹膜刺激症状が出現してしまいました．腸炎の患者の入院の場合には，下痢の頓用指示を削除しなければ……と思った苦い思い出でした．

## 腸のなかの分泌物がどれくらいあるかわかりますか？ 体液分泌の流れを理解しよう

　まずは，体液分泌の病態生理です．図1に示すように腸管内の分泌物は，口から摂取するものよりも内因性に腸から分泌されるものが多いです．通常成人では食事とともに2 L／日の水分を摂取し，経口的に腸管に水分が流れ，唾液から1 L／日流れます．消化管の分泌物は6 L／日分泌され，その内訳としては胃液（2 L／日），胆汁（1 L／日），膵液（2 L／日），小腸液（1 L／日）が分泌されます．そして，小腸粘膜から7.4 L／日吸収され，残りの1.6 Lが大腸へ流入します．大腸では1.5 L／日吸収され，残りの100 mLが便として排出されます．つまり，約99％の水分が腸管で吸収されることになります．下痢の定義は，

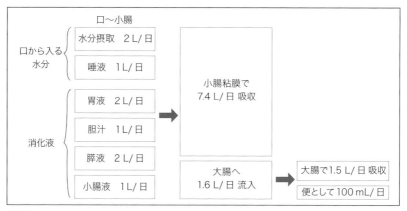

**図1** 腸管体液の流れ

1日の便中の水分量が200mL以上と定義されています.

　よく悪性消化管閉塞の患者で禁食しているはずなのに嘔吐する方がいます. 図1に示すように経口摂取をしなくとも, 唾液～消化液を合わせて7Lもの腸液になるわけなので, 絶食でも嘔吐するわけだな～と筆者は納得しています. なので, 消化液分泌を減らすような$H_2$ブロッカーやサンドスタチンを使うんだなぁと理解しています.

## ［下痢の原因って, なんだろう？］

　表1に示すように下痢の原因は様々です. また下痢にもタイプ分類があるので覚えておきましょう(図2).

### ▶ 非がん患者の場合

　がん患者でない場合は, 感染症(ウイルス)や虚血性腸炎, 過敏性腸症候群がcommonな病態です. 消化器内科医としては, 甲状腺機能低下症や炎症性腸疾患, 慢性膵炎が多いです. 見逃せないのはやはり腫瘍性で大腸がんによる直腸・S状結腸の狭窄や神経内分泌腫瘍・カルチノイド腫瘍は造影CTな大腸内視鏡検査で除外することが重要です. 高齢者では虚血性腸炎を疑い, 若年者では乳糖不耐症やソルビトール摂取過剰, 甲状腺機能低下症や過

**表1** 下痢の原因

| | |
|---|---|
| 薬剤性 | ・下剤<br>・抗菌薬<br>・抗がん薬—イリノテカン<br>　　　　　　—フルオロウラシル系薬(フルオロウラシル，テガフー<br>　　　　　　　ル・ギメラシル・オテラシル配合剤，カペシタビン)，<br>　　　　　　—シスプラチンなど<br>・分子標的治療薬<br>・免疫チェックポイント阻害薬<br>・鉄剤など |
| 感染症 | クロストリジウム・ディフィシル，MRSA，ノロウイルス，ロタウイルス，カンジダ，エンドトキシン産生菌(大腸菌など)，ウイルスなど |
| AIDS関連 | 原虫，寄生虫などの感染症，カポジ肉腫の消化管病変 |
| 手術関連 | 胃全摘後，膵頭十二指腸切除術後，膵全摘後，小腸大量切除，回盲部切除，大腸全摘など |
| 腸管狭窄<br>(溢流性便秘) | 直腸・S状結腸狭窄(原発腫瘍，骨盤内浸潤など)，重度便秘(宿便による溢流性便秘) |
| 炎症性腸疾患 | 潰瘍性大腸炎，クローン病 |
| 腫瘍性<br>(ホルモン産生，浸潤) | カルチノイド腫瘍，神経内分泌腫瘍，小腸腔瘻，小腸直腸瘻 |
| 食事・栄養 | 高脂肪食，ソルビトール(シュガーレスガム)，経腸栄養剤，アルコールなど |
| 併存疾患 | 糖尿病，乳糖不耐症，甲状腺機能低下症，炎症性腸疾患，過敏性腸症候群，慢性膵炎，肝硬変 |
| その他 | GVHD，腹腔神経叢ブロック，骨盤内の放射線治療，感染症やがん薬物療法後の乳糖不耐症，胆汁酸性，心因性など |

1. 浸透圧性下痢
   食べた物の浸透圧が高いと腸で
   水分がきちんと吸収されない場合
   ➡ ・人工甘味料の過剰摂取
   　　・乳糖不耐症

2. 分泌性下痢
   腸液の分泌が過剰となる場合
   ➡ ・細菌による毒素
   　　・カルチノイドなどのホルモンの影響

3. 蠕動運動性下痢
   蠕動運動が亢進した場合
   ➡ ・過敏性腸症候群
   　　・バセドウ病
   　　・抗がん薬

4. 滲出性下痢
   腸に炎症がある場合に，血液成分
   や細胞内の液体が滲み出る場合
   ➡ ・炎症性腸疾患
   　　・放射線性腸炎

**図2** 下痢のタイプ分類

## これをやったらこの職種に叱られる！

### ～どんな場面でも腹部診察は重要です～

　下痢が主訴できた場合でも，消化管穿孔の可能性があるのでお腹を触って，腹膜刺激症状がないかどうか確認しましょう．これは消化器内科3年目(医師5年目)のときのことです．消化管穿孔は，汎発性腹膜炎によって腸管蠕動が低下すると教わっていたため，認知症合併で下痢を主訴にしてきた患者のお腹を触らずに，当直中に下痢どめを処方して帰宅としました．その後，2時間後に救急受診となり，救急医の先生がお腹を触ったところ，筋性防御があり，診断は消化管穿孔でした．消化器内科なのに，お腹を触らないなんて……とさんざん怒られてしまいました．腹部症状できた患者には，腹部診察をして触診をしましょう．それ以降，私は，いつどんな場面で，どんな患者がきても腹部診察，特に触診はするようにしました．

敏性腸症候群，酒豪では慢性膵炎，肝硬変による下痢を疑います．腸管切除の既往がある場合は，容易に下痢になるため，既往歴の聴取は重要です．下剤の使い過ぎや抗菌薬によって下痢をするので薬歴聴取も重要です．

### ▶ がん患者の場合

　がん患者の中等度以上の下痢は14%に認められます[1]．がん治療に関連する下痢は，フルオロウラシルやイリノテカンなどを使用する薬物療法中に50～80%と高頻度で出現し[2]，骨盤内放射線治療においても急性期に50%が経験します[3]．

### ❶ 薬剤性

#### a. 抗がん薬

　主に抗がん薬による影響が大きいですが，イリノテカンはその代表で，アセチルコリンエステラーゼ阻害作用によってアセチルコリン過剰となり，早発性の下痢(24時間以内)になります．過剰となったアセチルコリンが，

| 表2 | 下痢の重症度分類(CTCAE version 5.0) |
|---|---|
| Grade 1 | ベースラインと比べて4回未満/日の排便回数の増加<br>ベースラインと比べて人工肛門からの排液量が軽度増加 |
| Grade 2 | ベースラインと比べて4~6回/日の排便回数の増加<br>ベースラインと比べて人工肛門からの排液量が中等度増加<br>身のまわり以外の日常生活動作の制限 |
| Grade 3 | 入院を要する<br>ベースラインと比べて7回以上/日の排便回数の増加<br>ベースラインと比べて人口肛門からの排液量が高度増加<br>身のまわりの日常生活動作の制限 |
| Grade 4 | 緊急処置を要する<br>生活を脅かす |
| Grade 5 | 死亡 |

ムスカリン受容体を刺激して，コリン様作用［平滑筋収縮(消化管，膀胱，気管，胆囊，子宮)，腺分泌亢進(唾液腺，涙腺，汗腺，膵液，胃液)，瞳孔収縮，徐脈]を引き起こすことにより，下痢，腹痛などを発現すると考えられます．また，イリノテカンの代謝産物(SN-38)が肝臓から総胆管を通って腸管に流れると，腸壁を刺激して遅発性の下痢(抗がん薬投与後，数日から10日)を起こします．したがって，イリノテカンの遅発性下痢予防にはセンノシドのような刺激性下剤を用いて腸の動きを速めて，SN-38を便中に排出することが重要です．

　その他の抗がん薬としては，TS-1やカペシタビンのようなフルオロウラシル系薬，シスプラチンが有名です．その他にも分子標的治療薬や免疫チェックポイント阻害薬による有害事象も近年では出現してきました．エルロチニブ，ゲフィチニブ，ソラフェニブ，スニチニブ，ボルテゾミブなどでは30~60%に認められ，ニボルマブ，ペムブロリズマブ，イピリムマブなどでは自己免疫関連副作用として，下痢や大腸炎を発症します．特にイピリムマブでは，30%で生じ，有害事象共通用語規準(Common Terminology Criteria for Adverse Events：CTCAE)のGrade 3~4(表2)の下痢も10%に認められます[4]．免疫チェックポイント阻害薬は，治療法がステロイドなので，対応が異なる点が注意です．

### b. 抗菌薬

抗菌薬投与による腸内細菌叢の変化によるものや，ミソプロストールでは，蠕動運動亢進や水分吸収障害が出現し下痢になります．デュロキセチンなどの抗うつ薬やトラマドールなどのセロトニン作用を増強する薬剤によるセロトニン症候群でも自律神経症状として下痢がみられます．

### ❷ 骨髄移植

血液疾患の患者では，骨髄移植による移植片対宿主病(graft versus host disease：GVHD)が粘膜障害や血栓性微小血管障害(免疫抑制薬の腸管直性作用による細血管障害)を引き起こし，下痢をきたすことが多いです．通常，移植後10〜100日に皮疹，胆汁うっ滞，口腔粘膜炎，食欲不振，悪心・嘔吐とともに時に10 L/日を超える下痢が出現します．その場合，同時に口腔内の粘膜炎を発症するため，その疼痛コントロールにオピオイドを使用すると排便回数が少なくなることはよく臨床の現場で出くわします．

### ❸ 放射線治療

腹腔神経叢ブロックや骨盤内の放射線治療によって下痢を引き起こします．放射線治療は，腸管粘膜障害が生じ吸収不良にいたります．放射線量が30Gyを超えると，急性放射線障害として腸管粘膜に浮腫を伴う粘膜障害が生じ下痢をきたします．また，照射後6ヵ月以上〜25年ほど経過すると，晩期障害として腸管粘膜の虚血性変化により照射部位の組織が障害され，断続的な難治性血性下痢を認めます．この放射線性腸炎の場合は，出血するとアルゴンプラズマで止血することもあるため血便が出たときは注意が必要です．

> **Dr 森田より**
> 腹腔神経叢ブロックは膵臓がんなど上腹部の内臓痛で用いられます．交感神経をブロックしますので，副交感神経優位となって(ブスコパンをうつのと逆になって)腸蠕動が亢進します．オピオイドによる便秘の解消につながることも多くみられます．

### ❹ 腫瘍性

機能性神経内分泌腫瘍では，産生されるホルモン作用から下痢を認めます[5]．

ガストリン産生腫瘍では，腫瘍から産生されたガストリンにより大量に胃液が分泌し，小腸や大腸で吸収不良となります．また，小腸内の環境が酸性となり，膵酵素が不活性化すると消化不良により脂肪便となります．同時に難治性消化性潰瘍(Zollinger-Ellison症候群)も認めます．

VIP産生腫瘍は，血管作動性腸管ペプチド(vasoactive intestinal polypeptide：VIP)を産生する非β膵島細胞腫瘍です．VIPの消化管作用は，株食道，胃，胆嚢などの平滑筋弛緩作用による膵液・胆汁の分泌促進，ガストリン分泌による胃液分泌抑制と腸管での吸収抑制，小腸での水分と電解質の分泌刺激です．VIPが産生されることでこれらの作用が増強され，大量の水様性下痢(空腹時便量750〜1,000mL/日以上，非空腹時便量3,000mL/日以上)を認めるため，低カリウム血症，アシドーシス，そして顕著な脱水を呈し，WDHA(watery diarrhea, hypokalemia, achlorhydria)症候群と呼ばれます．

ソマトスタチン産生腫瘍の場合，膵液分泌抑制のため脂肪性下痢を呈します．

> **Dr 森田より**
> 　今までに1名しか出会っていませんが，「がん性腹膜炎による下痢」で消耗していくばくもないと紹介された患者さんが，カルチノイド症候群で，ランレオチド(ソマトスタチンの長時間作用製剤)でめきめき回復して外来通院になったことがあります．「アレルギーのような症状」(発赤，喘息)が反復するのが気づいたきっかけでした．

---

 **私のプラクティス**

#### 〜溢流性便秘を除外しましょう〜

高齢になると，体の様々な感覚能力が低下し，直腸の知覚も低下します．通常，S状結腸にある便が直腸に移動し，排出されることで排便が行われますが，高齢になり直腸の感覚が低下すると，S状結腸の便が直腸に到達しても，便意を感じないことが起こり得ます．すると，直腸に便がたまってしまうので

す．直腸に便があるのに便を排出できないことを「便排出障害」といい，これは便秘の原因のひとつです．便排出障害のまま過ごしていると，直腸に大量に便が貯留して栓をした状態になりますが，これを直腸糞便塞栓（ふんべんそくせん）といいます．そして，直腸糞便塞栓の状態が続くと，直腸にたまった便が肛門から漏れ出て漏出性便失禁の原因になります．これは，その発生原因から，「溢流性便失禁（いつりゅうせい）」ともいわれます．つまり，高齢者の場合には，直腸知覚低下によって便秘になり，その便秘が原因となって便失禁が起こる可能性があるのです．実際に，高齢の患者が便失禁を主訴として病院を受診された場合，診察してみると直腸に大量に便がたまっており，便秘と便失禁のどちらも起きていることがあります．

Dr 森田より

　溢流性便失禁は，「下痢の原因が便秘である」という意味で少しおもしろい病態です．おむつにいつもちょこっと下痢が出ることが，宿便いっぱいの便秘のサインになります．便意のわかりにくい方では，せん妄（不穏，身の置き所のなさ）が唯一の目につく「症状」のことがあり，「不穏をみたら尿閉と宿便を除外しろ」が鉄則です．

 さらにレベルアップしたい人のために

### 〜携帯型エコーは問診が困難な患者にも大活躍〜

　高齢者や救急，緩和，神経・脊髄疾患領域の患者は，問診が困難であることがしばしばあります．近年，エコーはコンパクト化され，簡便に持ち運ぶことが可能となりました（図3）．また，ルーチンにエコーを当てるのではなくポイントに絞った超音波診断，いわゆるpoint of care ultrasonography（POCUS）の概念が普及しています．ポイントに絞ったエコーであるため，医師のみならず，看護師や検査技師などのメディカルスタッフの誰もが簡便に使えるのが利点です．実際のエコー像は図5に示しますが，直腸エコー所見の定義として，音響陰影なし（R1），半月状高エコー域かつ後方音響陰影あり（R2：柔らかい便塊貯留あり），三日月状高エコー域かつ後方音響陰影あり（R3：硬便貯留あり）と定義しています[9]．状態が悪く会話が困難な患者に対して，問診の限界はありますが，エコーを用いて直腸便塊貯留が同定できれば，経肛門的処置を自信を持って選択できるでしょう．

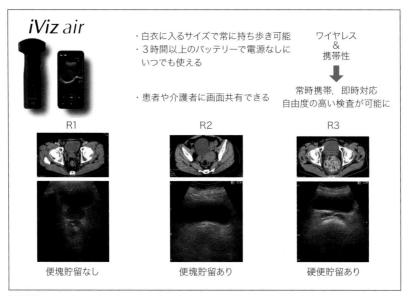

**図3** 携帯型超音波機器と排便困難型便秘の定義

## ［下痢の定義と分類］

　主な慢性下痢症には過敏性腸症候群の下痢型(Rome Ⅳ criteria C1：irritable bowel syndrome(IBS))や機能性下痢症(Rome Ⅳ criteria C3：functional diarrhea)があります(表3)．Rome Ⅳ基準においては，IBSは「腹痛が，最近3ヵ月の中の1週間につき少なくとも1日以上は生じ，その腹痛が，①排便に関連する，②排便頻度の変化に関連する，③便形状(外観)の変化に関連する，の3つの便通異常の2つ以上の症状をともなうもの」と定義されています[6]．また，ブリストル便形状スケールに基づいた便形状(図4)により，便秘型(IBS with constipation：IBS-C)，下痢型(IBS with diarrhea：IBS-D)，混合型(IBS with constipation and diarrhea：IBS-M)，分類不能型(IBS unclassified：IBS-U)の4型のIBSに分類されます(図5)．

## さらにレベルアップしたい人のために

### 〜Rome Ⅲから Rome Ⅳへの変更点〜

Rome ⅢからRome Ⅳへの主な変更点としては，Rome Ⅲにおいて IBS 症状で あった「腹痛」「腹部不快感」のうち「腹部不快感」が削除されたことがあげられま す．理由としては言語の違いにより「腹部不快感」の捉え方が異なってくること， 「腹痛」と「腹部不快感」の両者を区別することが困難であること，などが挙げられ ます[7, 8]．また大規模調査の結果より，腹痛の頻度が月に3日以上から週に1日以 上に増えました．そして症状は「排便により改善」しない例も多く存在することよ り，症状は「排便に関連する」に変更されました[6]．

**表3** Rome Ⅳ 診断基準：C. 腸疾患

**C1. 過敏性腸症候群**
過去3ヵ月間に平均1日/週以上の腹痛が再発し，以下の基準のうち2つ以上を伴う．
1. 排便に関連する
2. 排便頻度の変化に関連する
3. 便形状（外観）の変化に関連する
**C3. 機能性下痢症**
診断の6ヵ月以上前に症状が発現し，過去3ヵ月間に以下の基準を満たしたもの．
腹痛や腹部膨満感がなく，便の25%以上に緩い便や水様性の便が出る．

※IBS-D（下痢優位型IBS）の基準を満たす患者は除外する．

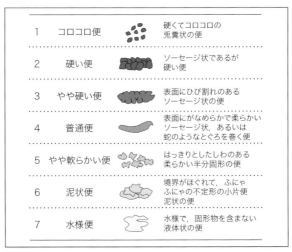

| 1 | コロコロ便 | | 硬くてコロコロの 兎糞状の便 |
| 2 | 硬い便 | | ソーセージ状であるが 硬い便 |
| 3 | やや硬い便 | | 表面にひび割れのある ソーセージ状の便 |
| 4 | 普通便 | | 表面がなめらかで柔らかい ソーセージ状，あるいは 蛇のようなとぐろを巻く便 |
| 5 | やや軟らかい便 | | はっきりとしたしわのある 柔らかい半分固形の便 |
| 6 | 泥状便 | | 境界がほぐれて，ふにゃ ふにゃの不定形の小片便 泥状の便 |
| 7 | 水様便 | | 水様で，固形物を含まない 液体状の便 |

**図4** ブリストル便形状スケール

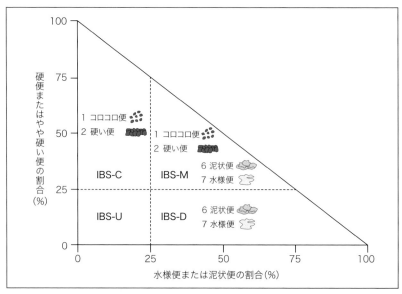

**図5** 過敏性腸症候群の亜分類

# ［下痢の原因に合わせて，治療薬を選びましょう］

　下痢だからといって，止痢薬を投与すればよいというものではありません．薬剤の選択は，病態を考慮して実施しましょう（表4）．

## ▶ 脂肪性下痢

　膵全摘後や膵胆道系腫瘍による膵機能低下による脂肪性下痢で吸収不良が認められる場合は，消化酵素薬や整腸薬，ヒスタミン $H_2$ 受容体拮抗薬が必要です．消化酵素薬はパンクレリパーゼを使用しています．一般的に消化酵素は酸性下では活性が低下することから，消化酵素の効果を高める目的でプロトンポンプ阻害薬やヒスタミン $H_2$ 受容体拮抗薬を併用します．回盲部を含む小腸切除術後では，胆汁酸の再吸収が困難なため，胆汁酸性下痢を起こします．その場合は，胆汁酸のキレート作用を持つコレスチラミンを使用します．

　残存空腸が100cm未満の短腸症候群では，中心静脈栄養やビタミン投与

**表4** 病態に応じた止痢薬

| 種類 | 体表的な薬剤 | 適応となる病態 |
|---|---|---|
| 粘膜プロスタグランジン製剤 | ・メサラジン<br>・アスピリン<br>・サラゾピリン | 放射線腸炎，炎症性腸疾患 |
| 消化酵素薬 | ・高力価パンクレアチン | 膵全摘や腸管切除など消化不全例 |
| 酸分泌抑制薬 | ・ヒスタミンH₂受容体拮抗薬<br>・プロトンポンプ阻害薬 | 消化不良例，Zollinger-Ellison症候群 |
| 胆汁酸結合製剤 | ・コレスチラミン | 胆汁酸性下痢，放射線性下痢 |
| セロトニン5-HT₃受容体拮抗薬 | ・シプロヘプタジン | カルチノイド腫瘍 |
| 抗菌薬 | ・バンコマイシン<br>・メトロニダゾール | 偽膜性腸炎 |
| コルチコステロイド | ・プレドニゾロン | 炎症性腸疾患，放射線性腸炎，コラーゲン大腸炎，リンパ球性大腸炎など |
| 過敏性腸症候群治療薬 | ・ポリカルボフィル | 過敏性腸症候群 |
| 乳糖分解酵素薬 | ・βガラクトシダーゼ | 乳糖不耐症における経管栄養など |

が定期的に必要となります.

▶ 感染性下痢

　クロストリジウム・ディフィシルによる偽膜性腸炎の場合は，メトロニダゾール，またはバンコマイシンを投与します．両者に臨床上の有意差は認められていませんが，メトロニダゾールの合併症としてメトロニダゾール脳症 (metronidazole induced encephalopathy：MIE)は覚えておく必要があります．慢性偽性腸閉塞(CIPO)に限らない報告では，MIEの平均年齢は53歳，発症までの投与期間は中央値54日，平均投与量は93 g，75%にふらつきなどの小脳失調を認め，3%の症例に不可逆性の症状が残存しました[10].投与期間，内服総量が多ければ，MIEを発症しやすいとされていますが，早ければ，2週間の投与期間で意識障害による緊急入院をきたすことも経験しています．そのため，ふらつきやめまい，しびれなどの症状があった場合は，病院に連絡するよう患者へ情報提供することも重要です．

### ▶ 放射線性下痢

放射線性下痢は難治性であることが多いですが，胆汁酸吸収不良に対してはコレスチラミンを投与します．そのほか，粘膜プロスタグランジン阻害として，アスピリンとその同効薬である炎症性腸疾患薬のスルファサラジンやメサラジン，コルチコステロイドにより腸管炎症を軽減し，下痢を緩和します．

### ▶ がん薬物療法による下痢

がん薬物療法の下痢は，ガイドラインに沿った治療を進めましょう．CTCAEのGrade 1〜2の下痢が発現した場合，まずロペラミド4mgを投与して，続いてソマトスタチンアナログ（オクトレオチド）100〜150μgを8時間おきに投与することを推奨しています[11]．免疫チェックポイント阻害薬による下痢はGrade 2の下痢が継続するなら経口プレドニゾロン0.5〜1.0mg/kg/日の投与が必要であり，Grade 3以上であれば，投与中の免疫チェックポイント阻害薬は中止，高用量コルチコステロイドの静脈投与1〜2mg/kg/日を要します．症状が3〜5日間を超えて持続あるいは症状改善後に再発した場合は，インフリキシマブを投与します．この際にイレウスや消化管穿孔に注意する必要があります．

> **Dr 森田より**
> ロペミンは腸管にだけ作用するオピオイドというイメージですが，オピオイド（の副作用である蠕動低下をよい効果とみなして）下痢の治療に使うこともできます．むかしの医師ではアヘンチンキを使っている人もいますが，コデイン，モルヒネなどでも同じ作用です．

### ▶ ホルモン産生腫瘍による下痢

機能性神経内分泌腫瘍などのホルモン産生腫瘍で転移がない場合は，外科的切除により下痢などの症状は消失しますが，手術不能例では薬物療法が必要です．

ガストリン産生腫瘍では，大量に分泌される胃酸分泌抑制目的にプロトンポンプ阻害薬の定期内服を行いますが，長期にわたる投薬を必要とします．

酸分泌抑制薬に抵抗性の場合は，オクトレオチド注射薬が有効です．

　VIP産生腫瘍では，同じくオクトレオチドを使用します．また著しい脱水を認めるため，水電解質管理が重要で大量に補液を要します．

　カルチノイド腫瘍においてもオクトレオチドが下痢の緩和に寄与します．一般的な止痢薬を使用することが多いですが，下痢が著しい場合は，セロトニン5-HT$_2$受容体拮抗薬のシプロヘプタジン（ペリアクチン）が有効で，欧米ではセロトニン5-HT$_4$受容体拮抗薬の有効性も報告されています．

## 初心者の処世術

### 〜治療に困ったら，まずは腸管安静〜

　治療に困ったら，まずはポカリスエットなどスポーツドリンクの水分摂取と消化吸収のよいもの（おかゆやよく煮込んだうどん，ゼリー）から始めましょう．当直中に下痢，脱水で入院の患者が来て，うーん，困ったと10年前の研修医時代の当直帯で困ったことを思い出しました．

　当直中に下痢，腹痛で入院となる場合，治療に困ったら，腸管安静，つまり絶食にしましょう．絶食なので，点滴しておいて，翌朝，指導医が来るのを待ちましょう．絶食，点滴にしておけば，最悪の事態はまぬがれることが多いです．翌日，内視鏡や造影CTとるよ，となった場合も対応できます．

## 文献

1）Cleeland CS, et al：Assessing symptom distress in cancer patients：the M.D. Anderson Symptom Inventory. Cancer **89**：1634-1646, 2000
　　▷ がん患者の中等度以上の下痢は14%に認められる．

2）Cherny NI：Evaluation and management of treatment-related diarrhea in patients with advanced cancer：a review. J Pain Symptom Manage **36**：413-423, 2008
　　▷ がん治療に関連する下痢はフルオロウラシルやイリノテカンなどを使用する薬物療法中に50〜80%と高頻度で出現する．

3）Benson AB 3rd, et al：Recommended guidelines for the treatment of cancer treatment-induced diarrhea. J Clin Oncol **22**：2918-2926, 2004
　　▷ 骨盤内放射線治療においても急性期に50% が経験する．

4）Hodi FS, et al：Improved survival with ipilimumabu in patients with metastatic melanoma. N Engl J Med **363**：711-723, 2010

▷ イピリムマブでは30％で生じ，有害事象共通用語規準(Common Terminology Criteria for Adverse Events：CTCAE)のGrade 3〜4の下痢も10％に認められる．

5) Mercadante S：Diarrhea in terminally ill patients：pathophysiology and treatment. J Pain Symptom Manage **10**：298-309, 1995
   ▷ 機能性神経内分泌腫瘍では，産生されるホルモン作用から下痢を認める．

6) Lacy BE, et al：Functional bowel disorders. Gastroenterology **150**：1393-1407, 2016
   ▷ Rome Ⅳ分類

7) Lacy BE, Patel NK：Rome criteria and a diagnostic approach to irritable bowel syndrome. J CIin Med **6**：99, 2017
   ▷ IBSのRome Ⅳ分類

8) Schmulson MJ, Drossman DA：What Is New in Rome Ⅳ. J Neurogastroenterol Motil **23**：151-163, 2017
   ▷ Rome Ⅲ分類とRome Ⅳ分類の違い

9) Tanaka S, et al：Fecal distribution changes using colorectal ultrasonography in older people with physical and cognitive impairment at long-term care facilities：A longitudinal observational study. Healthcare (Basel)**6**(2)：55, 2018
   ▷ 直腸便貯留の分類

10) Kuriyama A, et al：Metronidazole-induced central nervous system toxicity：a systematic review. Clin Neuropharmacol **34**：241-247, 2011
    ▷ フラジール長期投与のメトロニダゾール脳症

11) Benson AB 3rd, et al：Recommended guidelines for the treatment of cancer treatment-induced diarrhea. J clin Oncol **22**：2918-2926, 2004
    ▷ がん薬物療法による下痢のガイドライン

# 4. 腹部膨満・腹水

これで脱・初心者!
**つまずきやすいポイント**

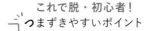

(1) 腹部膨満の原因は腹水だけとは限りません.「お腹が張ってつらい」という主訴を聞いたとき,腹水以外の原因もちょっとだけ考えてみましょう.

(2) 腹水貯留の原因はがんだけではありません. 腹水貯留をみたら,まずは病態別に鑑別を行いましょう.

(3) 腹水は抜けばとよいというわけでもありません. 可能な範囲で利尿薬を活用しましょう.

 腹部膨満の原因は腹水だけとは限らない

　腹水が多くたまっていれば,それはもちろん腹部膨満の原因になりますよね. じゃあ,逆に腹水がたまっていなければ腹部膨満という症状はきたさないのでしょうか? 　腹水のあるがん患者の診療は,腹水が多い・少ない,増えた・減ったということにばかり目を向けてしまうのが,初心者のはまりやすい落とし穴になります.「お腹が張ってつらい」という主訴を聞いたとき,腹水以外の原因もちょっとだけ考えてみましょう. たとえば,その腹部膨満は腹水もちょっと増えているけど,直接的な原因は便秘かもしれませんよね. そんな状況で,「う〜ん,あんまり腹水は増えてないですけどねえ…」とだけ伝えて,経過をみるというのはちょっとイマイチですね. 腹水は大切ですが,

腹水以外にも目を向けることが，脱・初心者の第一歩だと思います．

> **Dr 森田より**
> 　腹部膨満感は「体型」による症状の出方の影響を受けているように思います．肥満の多い国では(少なくとも日本で臨床をしていて感じるほど)「腹部膨満感」に困らないようです．日本人でも痩せている男性は「張り」に弱く，出産経験のある女性や肥満気味の方はお腹の皮膚に余裕があるのか腹部膨満感があまり出にくい印象があります．客観的な大きさだけで症状が評価できないことが実感できるいい例かなと思います．

 ## 腹水貯留の原因はがんだけではない

　緩和ケアにおいて，「お腹が張る」という苦痛を和らげることは重要です．腹膜播種を伴う悪性腫瘍だけでなく，肝硬変を併発している患者の腹水コントロールなども緩和ケアの一環として対応する場面は多くあります．腹水貯留の原因はがんだけではないことを，覚えておきましょう．

 ## 腹水は抜けばよいというわけでもない

　「腹水があって，それが苦痛の原因になっているなら抜けばよい！　利尿薬なんてまどろっこしいことしていられない！」そんな風に思っていませんか？　予後の見通しや，患者の希望する治療内容によっても対応が違うと思うのですが，私は可能な範囲で利尿薬は活用するようにしています．その理由は，腹水穿刺ドレナージでの症状緩和は症状のアップダウンをつくるからです．自分ごととして考えてみればわかるのですが，腹水を抜いてすっきりしたとして，徐々に腹水がたまって苦しくなったらまた腹水を抜く．これって確実に症状が強くなるタイミングがあるやり方に感じませんか？　図1のようなイメージです．利尿薬が必ず効果があるというわけではないのですが，腹腔穿刺ドレナージの回数を減らすことや症状のアップダウンを減らすという目的で，利尿薬を含めた他の方法が有効でないか考えてみましょう．また，腹腔穿刺ドレナージは我慢できないほど症状が強くなる前に実施するような工夫が必要かと思います．

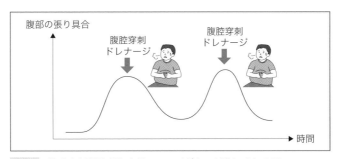

**図1** 腹水穿刺だけだと症状のアップダウンが激しくなる!?

## [腹部膨満感の原因]

　腹部膨満感の原因を考えるとき，解剖と病態に基づき考えると網羅的に鑑別を検討できます．しばしばみられる原因を表1に示します[1]．こういった原因を念頭に，問診と身体診察を行いましょう．教科書的には，腹部膨満感の原因がはっきりしないことも多いとされています[2]．ただ，筆者の臨床経験では，緩和ケアを提供するという前提で出会う患者の腹部膨満感は，悪性腫瘍などはっきりとした原因があることが大半です．むしろ複数の原因が存在することを見落とさないようにしましょう．たとえば，「がん性腹膜炎による腹水貯留はあるのだけど，ここ数日に強くなった腹部膨満感は便秘が原因だった」といった具合です．ドキッとした方，いませんか？　目立つ原因があるときには，その原因ばかりに気を取られ，違う病態に気づかないという診断エラーを起こすバイアスとして「利用可能性ヒューリスティック」が知られています[3]．想起しやすい事柄を優先して評価してしまうバイアスです．すぐに思い浮かぶ原因だけでなく，新たな病態や症状から原因を探る態度が重要です．

**表1**　腹部膨満感の原因

| |
|---|
| 腹　水：がん性腹膜炎，門脈圧亢進症，乳び腹水，細菌性便やガスなど消化管内容物：便秘，腸閉塞，胃内容停滞 |
| 腫　瘍：腹膜播種，腹腔/骨盤内腫瘍，肝腫瘍 |
| その他：脂肪・肥満，尿閉など |

※上記が複合的に組み合わさっている場合も多い

〔久永貴之：緩和ケア **28**：405-408，2018[1]より引用〕

## これをやったらこの職種に叱られる！

### ～便秘を軽んじるべからず～

　筆者だけかもしれませんが，医師は便秘に対して関心が低くなりがちです．一方，看護師は排泄の状況は看護ケアの観察事項として，きちんと把握しています．そのため，看護師から「便が出ていないようなので，緩下薬など処方はいかがでしょうか？」といった相談もしばしばあります．緩和ケア領域ではオピオイドなどの薬剤の影響や，臥床時間が増えることでの腸管蠕動の低下により便秘になりやすい患者に多く遭遇します．

　筆者は初期研修医時代，便秘に対する認識の甘さから痛い目にあったことがあります．担当患者数も多く，忙しく入院診療をしていたとき，毎日のように看護師から「便が○日出てません」という電話がかかってきていました．なんでそんなことで，いちいち連絡してくるのだろう？と思っていた私は，上級医に報告することもなく聞き流していました．幸い，患者は便秘による苦痛症状はなかったのですが，看護師から「報告しても対応してくれない」と指導医に苦情がありました．指導医から，排便コントロールを意識することの重要性や看護師とのコミュニケーションのあり方などについて指導いただいたのを覚えています．緩和ケアの診療を始めて，便秘に対するアセスメントと介入の重要性を再認識しました．職種間で連携するうえでも，きちんと知識を持つというのは大切です．

## ［腹水貯留へのアプローチ］

　冒頭に述べたように，腹水貯留の原因はがんだけではありません．では，がん患者の腹水貯留をみたときに，どのような鑑別を念頭にアプローチすればよいのでしょうか？　ここからは本書を読んでいる皆様が，比較的多く遭遇するがん患者における腹水に絞って考えていきます．筆者の臨床における腹水貯留へのアプローチを図示します(図2)．内科的な知識と緩和ケア的なアプローチを合わせると，こんな感じと思います．

### ▶ Step①腹水貯留の原因を考える

　古い報告になりますが，腹水の原因のうち悪性疾患は10％と報告されています[4]．最も多いのは肝硬変で81％，その他の原因として心不全が報告され

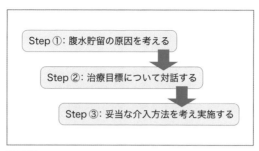

**図2** 腹水貯留へのアプローチ

ていました. がん患者においては, 全患者の6%に腹水貯留を認め, 卵巣が
んが最多でした[5]. これらの数字をみてどのように感じますか? 仮に悪性
疾患を基礎に持つ患者であっても, 腹水をみたときにはがん以外の原因を考
える必要を感じませんか? 特に肝硬変や心不全に関連した腹水であるとし
たら, 介入が変わりそうです. これまでなかった腹水が出現したときには,
「どうせ悪性腹水でしょ. たまったら抜きましょうね」ではなく, 原因に対す
る評価を検討しましょう. 腹水の肉眼的正常, 腹水細胞診, 分画を含む細胞
数, 腹水中のアルブミン値, 総蛋白値, LDH, グルコースなどが一般的な評
価項目となります. 加えて, 感染が疑われる場合はグラム染色や細菌培養を
追加します. 主な疾患の鑑別診断を表2に示します[6].

**表2** 腹水の鑑別

| SAAG | 1.1 g/dL未満 | | 1.1 g/dLまたはそれ以上 | |
|---|---|---|---|---|
| 腹水総蛋白量 | 2.5 g/dL<br>またはそれ以上 | 2.5 g/dL未満 | – | – |
| 頸静脈圧 | – | – | 正常または減少 | 上昇 |
| 可能性の<br>高い診断 | がん性腹膜炎<br>結核<br>膵炎<br>細菌性腹膜炎 | 蛋白喪失性腸症<br>腎症<br>栄養不良 | 肝転移<br>肝硬変<br>アルコール性肝炎<br>肝不全<br>Budd-Chiari症候群<br>門脈塞栓<br>甲状腺機能低下症 | 心不全<br>収縮性心膜炎<br>肺高血圧症 |

SAAG：血清腹水アルブミン濃度勾配

〔McGibbon A, et al：Dig Dis Sci **52**：3307-3315, 2007[6] より引用〕

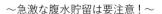

～急激な腹水貯留は要注意！～

　これは筆者の臨床経験に基づいたものですが，急激な腹水貯留をきたす患者がいたときには，少し注意が必要です．筆者の過去の経験では，腹腔内への出血や腫瘍塞栓による門脈の閉塞をきたした患者がいました．また肝硬変患者が特発性細菌性腹膜炎を発症した場合なども，急な腹水増加を経験します．つまり，もともと腹水があった患者であっても，腹水が増加したときには経過が大きく変化する重篤な病態が新たに生じている可能性があるのです．もともと腹水が貯留する病態の患者に，新規病態が合併することで，急激な腹水貯留という臨床像になるのかなと推測しています．こういったときには，腹水増加の原因を改めて検討することをお勧めします．

> Dr 森田より
> 　急に増える腹水！　頻度で多いのは血性腹水かと思います．急に腹水が増えた→穿刺する→抜いてみたら鮮血が出てきて「ドキッ‼」→よく考えると昨日季肋部が痛いときがあったといっていた（レスキューでよくなったけど）という場合は肝転移からの出血だろうと想像がつきます．血性腹水の場合は腹腔内の圧力を下げることで急に出血を起こすという口伝もあり，鮮血が出てきた人でそのままドレナージしていいのか少し考えるのも必要なときがあります．

## ▶ Step② 治療目標について対話する

　腹水の原因がわかれば，早速治療しよう！と思うのですが，そこで一歩立ち止まりましょう．われわれが対応する患者は，個別の様々な状況下にあることが多いです．
・内服薬がすでに多く，薬が増えるのは負担になる
・利尿薬を使用し排泄回数が増えると，家族の介護負担が増大する
・出血傾向があり腹腔穿刺などの手技を安全に実施できない
・できるだけ自宅で過ごしたいが，腹腔穿刺のため通院してもらうのは負担が大きい
・過去に腹腔穿刺を実施したあとに気分が悪くなったことから，不安が強い
いかがでしょう？　こういった様々な要因すべてに対応する方法というのは

ありません．そこは実施可能な介入の可能性を検討しつつ，腹水についてどういった治療目標を目指すかを設定する必要があります．100点満点の医学的介入を目指すだけでなく，患者と家族の意向や活用可能な社会資源の状況などに基づき，目標を設定しましょう．

## ▶ Step③ 妥当な介入方法を考え，実施する

治療目標が決まったら，腹水貯留の原因に合わせて有効性が期待できる介入を実施します．治療介入は主に利尿薬，腹水穿刺ドレナージが代表です．各介入方法についてみていきましょう．

### ❶ 利尿薬はこう使う

利尿薬が最も効果を発揮するのは，肝硬変や心不全に関連した，漏出性腹水です．悪性疾患に対する利尿薬の有効性は43%程度であり，ガイドライン上も弱い推奨となっています[7,8]．これをみて，がん患者の腹水には利尿薬の効果が乏しいと思うか，それとも，チャレンジしてみる価値があるとみなすかは治療目標にもよるでしょう．43%という数字はあくまでも集団に対するものであり，目の前の患者に有効かどうかは個別に考えるべきだと思います．先に述べたように，筆者は利尿薬が有効である可能性があれば，試してみていることが多いです．腹腔穿刺ドレナージは侵襲的であることや，症状の変化を緩徐にしたいといった思いからですが，このあたりは診療のスタイルにもよるでしょう．利尿薬を使用するときには，電解質と腎機能の変化に注意する必要があります．主に利用される利尿薬の使い方について，表3にまとめました．

**表3** 利尿薬の使い方

| 利尿薬 | 投与量 | コメント |
|---|---|---|
| スピロノラクトン | 25～100mg | 肝性腹水の際に効果が期待できる<br>高カリウム血症に注意 |
| フロセミド | 20～80mg | 幅広く用いられる利尿薬<br>効果が乏しければ1回投与量を増やす<br>持続投与することもある |

## ❷ 腹水穿刺ドレナージをマスターしよう

　腹水穿刺は侵襲的処置ですが，症状軽減は速やかに得られます．排水量にもよりますが，ドレナージを開始して30分程度経過した時点で尋ねると，「お腹の張りは楽になってきました」といわれることが多い感覚です．手技的には初期研修の間に身につけたいものになるので，詳細は述べませんが，症状緩和目的で実施する際に筆者が特に注意している点を紹介しましょう．それは「ドレナージの際の準備と体位が大切！」ということです．

　腹腔穿刺を実施する際は，一定時間，患者に安静にしてもらう必要がありますよね．われわれがケアする患者の多くは，痩せて骨が突出していたり，完全に臥床すると呼吸が苦しくなったり，認知症があったりなど安静を保つということが難しい方も多いです．不十分な準備や無理な体制でドレナージを始めてしまうと，中断せざるを得ない状況になることも容易に想像できます．術野を清潔に保てないなんてことも心配です．実際に手技に入る前に，「この体勢ならじっとしておくのが負担でないですか？　1時間くらいはこの体勢になりますけど，大丈夫ですか？」といった声かけをしながら準備しておきましょう．お手洗いに行っておいてもらうことも，意外とポイントだったりします．

> **Dr 森田より**
> 　知識として必要ないのかもしれませんが，1例だけかもしれないと思った経験があるのが腹水穿刺直後の突然死で肺塞栓が疑われた事例です(病理解剖はしませんでした)．成書では，腹水が抜けることで下大静脈などの血栓が飛ぶ可能性があると記載があります．とはいえ，毎回この説明をする必要があるかは悩ましいところです．

**私のプラクティス**

### ～腹水貯留はフィジカルが大事～

　腹腔穿刺を繰り返す患者とは,「このくらいになったら,穿刺をしたほうが
よいかもしれないので,覚えておいてくださいね」という目安を共有するよう
にしています.様々なやり方があると思います.自覚症状でも体重でも,なん
でもよいです.ここで,筆者が注目している身体所見をご紹介しましょう.そ
れは,「剣状突起あたりの腹部の盛り上がり具合」です.聞いたことある方いま
すか? 今のところ,正書や論文などではみたことがないのですが,図3をご
参照ください.この胸部から腹部に移行するあたりの傾斜が強くなってくると,
「腹圧が高くなってきて,張りが強くなっているかも」と考えています.理論上
は同一腔である腹腔はどこも一定圧なので,上腹部が凹んでいるときの内圧は
高くありません.逆に,ここが盛り上がってくるようだったら,腹腔内の圧が
高まって苦しくなってくるかも?と考えています.緊満感が高まって苦しくな
る前に,何らかの介入をしたいと思ったときに考えた着目点です.患者や家族
にも,お腹の大きさだけでなく,横になって胸元をさすって盛り上がっていな
いかみてみてください」なんてお伝えしています.もちろん,もともと筋肉質
である方や,内臓脂肪の多い方の場合は使えないですけどね.

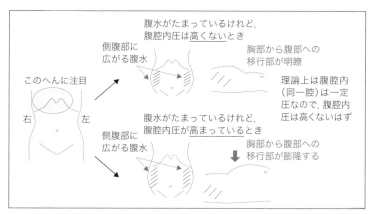

**図3**　腹水の貯留具合を考える身体診察

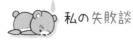
## 私の失敗談

### 〜腹水穿刺も急がば回れ？〜

　がん患者の腹水対応は在宅の緩和ケアでもしばしば対応が迫られます．在宅で腹水穿刺をすることもあるのですが，入院環境と訪問診療での腹水穿刺での違いはなんでしょう？　最も影響が大きいのは，「時間的制約」でしょうか．在宅緩和ケアの経験がある方はあまり多くないかもしれませんが，訪問診療というのはスケジュール管理が重要です．「次の訪問診療先には16時に伺うようにいっているから，腹水の除水は15時30分までに終わらないと…」みたいなプレッシャーがあるんですよね．

　一方，腹水穿刺で3Lとかを除水しようと思ったら，自然滴下に任せると結構な時間がかかりますよね．そのため，私は50mLのシリンジをつないで，ポンピングをすることが多いです．それでも一定の時間がかかるので，患者やご家族といろいろ話しながらせっせとポンピングしています．

　そんないつもの腹水に対する除水をしているとき，ちょっと急ぎ目でやっていたところ，ポンピングの圧が強過ぎてシリンジとルートのコネクターが外れてしまい，腹水をぶちまけてしまったことがありました．私のズボンと周囲が腹水まみれとなったのは，いうまでもありません．それ以来，ポンピングするときはネジで固定のできるシリンジを準備しています．

## さらにレベルアップしたい人のために

### 〜腹水貯留に奥の手あり〜

　腹水貯留のペースが速いがん患者をときどき経験します．利尿薬の効果も乏しい…そんな状況では腹水穿刺による除水を繰り返すわけです．では，毎日腹水穿刺をするのはどうでしょう？　患者にとってもわれわれにとっても，ちょっと大変な気はしますね．そんなときに奥の手として知っておいてもらいたいのが，「CVカテーテルの留置」です！　カテーテルを留置し，クランプしておくと，必要なときにはクランプを外すことで手軽に腹水のドレナージができます．CVカテーテル留置をする方法は症例報告もされています[9]．皮下トンネルを作製しておくと，刺入部からの腹水の漏れも少なくなります．腹腔穿刺ドレナージが頻回に必要な患者に対しては，手技に習熟した指導医とともに取り組んでみましょう．

## 初心者の処世術

### ～事前準備で差をつけよう！～

　腹水穿刺ドレナージはそれなりに手のかかる治療です．医師としては物品の準備や手技ももちろんですが，準備など合わせて1時間程度かかる処置ですので，看護師も手を取られます．そのため，あらかじめ腹水穿刺ドレナージをしようと思っている場合は，前日くらいに看護師と共有しましょう．そのほうがお互いに業務負担が軽減すると思います．

　あと，いつも使う物品をある程度リスト化して，毎回同じ物品を準備するのもおすすめです．筆者は胸腔/腹腔穿刺セットをつくり，胸腔穿刺のときも腹腔穿刺のときも使用する物品をあらかじめ決めていました．もちろん，患者ごとに穿刺針を使い分けるとか，医師ごとに違うものもあるのですが，そういったものは医師が自分で準備するようにしています．そうすると看護師が事前に何セットか物品をまとめてくれていて，準備しやすく手技をするときの準備が楽なのです．こういった改善活動的な部分にも目を向けると，脱・初心者に一歩近づきますよ．

### ❸ その他の治療

　利尿薬と腹腔穿刺ドレナージ以外の治療についてもそれぞれみていきましょう．

#### a. 減塩

　肝硬変や心不全に関連した腹水に対しては，減塩が一定の効果が期待できます．具体的には1日の塩分摂取量を5～7gに制限することが推奨されます[10]．ただ，この制限はなかなか厳しいものです．好きなものを好きなだけ食べるといったことは，とてもではないけどできない制限レベルになります．このあたりも「Step②：治療目標について対話する」というところが大切になります．緩和ケアの実践のなかでは，好きなものを食べたい（食べさせてあげたい）というのを，大切に感じている方が多いです．そういったこともあり，筆者は厳しい制限というよりは，「腹水が増えているときは，数日間だけでも制限しませんか？　そのほうが苦しくなりにくくて，好きなものを食べるというのも続けやすいと思いますよ．」という提案をすることもあります．

## b. 輸液の減量

　輸液量を減らすことで，腹水による苦痛を緩和できる可能性があることが知られています[11]．具体的には1,000 mL/日以下に減量してみましょう．その際，「栄養が足りなくなのでは？」と心配される患者・家族を経験します．苦痛緩和を目的とした対応であることをお伝えしながら，不安な気持ちを受け止める対話を心がけましょう．

## c. トリアムシノロンによる腹部膨満感の緩和

　筆者も数例しか経験がないのですが，腹部膨満症状が強く腹水穿刺ドレナージが頻回に必要なケースに対してトリアムシノロンを腹腔内に注入するという方法があります．エビデンスが乏しいものの，わが国でも有効性が報告されており，症状緩和に難渋する場合には選択肢として検討されています[12]．

　方法としては腹腔穿刺ドレナージ後に，廃液のためのカテーテルからトリアムシノロンを400 mg程度注入します(海外ではもっと投与量が多い報告もあります)．使用後に高血糖をきたしたという報告もあり，ステロイドとしての一般的な副作用については念頭に置いて使用しましょう[13]．


　緩和ケアを専門にしていると，症状緩和に難渋する腹水貯留にも遭遇します．紙面の都合上，すべてについて述べることができませんでした．少しだけ紹介しておくと，シャント術，CART(腹水濃縮再還流療法)，オピオイド，ジアゼパム，持続硬膜外麻酔など，様々な工夫が試みられています．実際に活用できるかは施設の状況や疾患によっても変わりますが，難治性の腹水は緩和ケアの実践を通じて必ず遭遇しますので学んでみましょう．

### 文献

1) 久永貴之：【腹部膨満感をなんとかする】腹部膨満感のアセスメント―原因を意識しながら評価する．緩和ケア **28**：405-408，2018
　▷ 腹部膨満感のアセスメントについてよくまとまっています．

2) 46 Abdominal Swelling and Ascites．ハリソン内科学20th，p.281-282
　▷ 内科学の観点から腹部膨満感を学べます．

3) 綿貫 聡：診断プロセス総論：ピットフォールの背景因子．日本内科学会雑誌 **108**：1837-1941，2019
　▷ 診断エラーについてわかりやすくまとまっています．

4) Runyon BA, et al：The serum-ascites albumin gradient is superior to the exudate-transudate concept in

the differential diagnosis of ascites. Ann Intern Med **117**：215-220, 1992
▷ 検査結果から腹水貯留の原因をアセスメントするSAAGに関する論文です.

5) Oxford Textbook of Pallative Medicine, 6th Ed. P Section 8.4 Jaundice, ascites, and encephalopathy
▷ 代表的な緩和ケアの教科書です.

6) McGibbon A, et al：An evidence-based manual for abdominal paracentesis. Dig Dis Sci **52**：3307-3315, 2007
▷腹水の鑑別がわかりやすくまとまっています.

7) Becker G, et al：Malignant ascites：systematic review and guideline for treatment. Eur J Cancer **42**：589-597, 2006
▷ 悪性腹水に対する治療がまとまって記載されています.

8) 日本緩和医療学会（編）：がん患者の消化器症状の緩和に関するガイドライン2017年版, 金原出版, 2017
▷ 日本緩和医療学会のガイドラインです. 悪性腹水についても取り扱っています.

9) 新城拓也ほか：悪性腹水に対して, 中心静脈カテーテル留置した一例. Pallative Care Research **1**（1）：306-310, 2006
▷ 中心静脈カテーテル留置について詳しく書いてあります.

10) 日本消化器病学会（編）：肝硬変診療ガイドライン2015, 南江堂, 2015
▷ 国内の肝硬変のガイドラインです.

11) 日本緩和医療学会（編）：終末期がん患者の輸液療法に関するガイドライン2013年版, 金原出版, p.90-97, 124-129, 2017.
▷ 輸液療法に関する日本緩和医療学会のガイドラインです.

12) Shoji T, et al：Pilot study of intraperitoneal administration of triamcinolone acetonide for cancerous ascites in patients with end-stage gynecological cancer. Int J Gynecol Cancer. **24**：1093-1097, 2014
▷ 難治性腹水に対するトリアムシノロンの効果に関する研究です.

13) 西本哲郎ほか：終末期卵巣がんの難治性腹水に対するトリアムシノロン・アセトニドの腹腔内投与後に, 遷延性の高血糖を生じた1例. Palliative Care Research **8**：534-537, 2013
▷ トリアムシノロンの使用後に高血糖をきたした症例が報告されています.

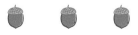

# 腹水を自宅でコントロールしたい場合の
# デンバーシャント造設術

　利尿薬など薬物療法に抵抗性を示す難治性腹水の場合，入院時，頻回の腹水穿刺を行うケースが多くあります．しかし，患者さんや家族が「家に帰りたい」，「自分や家族で，腹水を抜くタイミングをコントロールしたい」といった場合，どうしたらいいでしょうか？

　その場合，デンバーシャントがよい適応となります．デンバーシャントは腹腔−静脈シャントといわれます．腹腔と静脈(内頸または鎖骨下静脈)にカテーテルを留置して，皮下に埋め込みます．両方のカテーテルの間にポンプチャンバーがあり，これを押すことで，腹水を吸い上げ，静脈へ返還します．すべてが皮膚に埋め込まれているため，日常生活がやりやすくなります．また，自分や家族がポンプチャンバーを押すことで，腹水量を調節できるため，好きなタイミングで腹水を抜くことができます．これまでは，肝硬変の漏出性腹水で造設されていました．がん患者の腹水に対してデンバーシャントを行うことは安全面に問題がありましたが，澤崎らの報告では，86%で腹部膨満感に有効性を示し，術後の合併症は，41%，在院死は，10%でありました[1]．29例中臨床症状を伴うClinical DICは，4例(14%)，症状を伴わないSubclinical DICは，5例(17%)であり，慎重に適応を見極める必要はありそうです．澤崎らの論文は，外科的に手術室でデンバーシャント造設を行っていますが，最近では，内科的にIVRや内科の医師が造設を行っています．もしも，腹水を自宅でコントロールしたいときは，デンバーシャントの造設も検討してみるといいかもしれません．

文献

1) 澤崎 翔ほか：癌性腹水に対する腹腔−静脈シャントの安全性と有用性．日臨外会誌**78**：447-451，2017

# ex. 肝腫大をきたすときにはすでに！
# 神経内分泌腫瘍の怖さ！

　肝腫大とは，肝臓が病的に大きくなることです．正常であれば肝臓の下端の位置は右肋骨の下端の位置と重なり，その部位は触診しても肋骨線より下の位置に肝臓が確認されることはありません．肝腫大がある場合は，肋骨線よりも下の位置に肝臓があることが触診によって確認できます．急性肝炎や右心不全・血流障害でもきたしうるのですが，緩和ケア領域においては，悪性腫瘍が原因となる場面に多く遭遇します．

## ❶ 機能性NETとは

　なかでも，強く肝腫大をきたす腫瘍として，神経内分泌腫瘍（neuroendocrine tumor：NET）があげられます．NETは，全身に散在する神経内分泌細胞から発生する臨床経過が多様ながんで，非機能性と機能性に分けられます．機能性NETは，分泌される特定のホルモンによってさらに細分化され，インスリノーマ，ガストリノーマ，グルカゴノーマ，VIPomaなどがあります．多くの場合，非機能性・低悪性度のもので無症状のことが多いですが，一般的には進行した段階で診断され，しばしば不治の転移性疾患を呈します．特に消化管に由来するNETは，その素因として肝臓に転移することが多いといわれています[1, 2]．時には無症状の巨大な肝腫大としてみつかります．充実性で血管に富む腫瘍であり，肝腫大による腹部膨満感・腹痛が患者のQOLを大きく下げることがあります．

また，非機能性NETが，病状進行とともに機能性NETに転化する（形質転換）パターンも散見され，そのほとんどが肝転移を伴っています（薬物誘発性の形質転換または肝臓内微小環境の関与が示唆されています）[3-5]．機能性NETに転換することで，低血糖症状，自律神経症状，消化管潰瘍，下痢・腹痛，皮膚病変などを自覚するようになります．肝転移を伴う症例は形質転換に注意しましょう．

私たちが経験した症例は，非機能性NETでフォローしていて（図1a），肝転移が増大したときに強い腹痛を主訴に来院し，CTで消化管穿孔の診断をしました（図1b）．さらに上部内視鏡検査では，十二指腸潰瘍穿孔を認めました（図2）．肝転移が増大し機能性NET（ガストリノーマ）へ形質転換したのだと考えていて，非機能性NETの肝転移増大時は，胃酸分泌抑制薬の内服は必須だと感じました．また，機能性NET（ガストリノーマ）が肝転移増大に伴い機能性NET（インスリノーマ）へ形質転換し，制御不能の低血糖をきたした症例も経験しました（図3）．これら2例の経験から，NETの肝転移増悪例は，形質転換することを念頭に置いて経過観察する必要があると思います．『膵・消化管神経内分泌腫瘍（NEN）診療ガイドライン2019』では，NETの転移検索として，造影

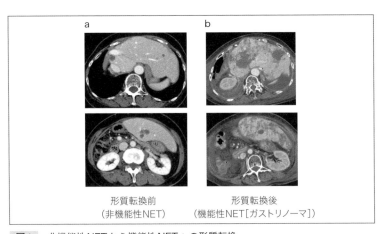

|  |  |
|---|---|
| a | b |

形質転換前（非機能性NET）　　　形質転換後（機能性NET［ガストリノーマ］）

**図1**　非機能性NETから機能性NETへの形質転換

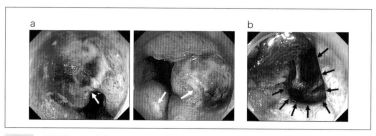

図2　機能性NET(ガストリノーマ)による十二指腸穿孔

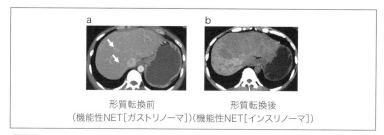

形質転換前　　　　　　　形質転換後
(機能性NET[ガストリノーマ])(機能性NET[インスリノーマ])

図3　機能性NET(ガストリノーマ)から機能性NET(インスリノーマ)への形質転換

CT，造影MRIのほかにPET-CTや ソマトスタチン受容体シンチグラフィの有用性もいわれておりますので，定期的な画像フォローが望まれます.

## 文献

1) Venook. AP：Embolization and chemoembolization therapy for neuroendocrine tumors. Curr Opin Oncol **11**：38-41, 1999
2) 青木 琢，國土典宏：神経内分泌腫瘍(NET)肝転移に対する治療. 外科 **73**：844-849, 2011
3) Kessoku T, et al：Case Reports：Transformation of End-Stage Neuroendocrine Tumors With Uncontrollable Liver Metastasis Into a Novel or Additional Functional Phenotype. Front Oncol **10**：555963, 2020.
4) Vashi PG, et al：A unique case of a nonfunctional metastatic pancreatic neuroendocrine tumor transforming into an insulin-secreting tumor with an unusual clinical course. Pancreas **40**：781-784, 2011
5) Oh JH, et al：Transformation of nonfunctioning pancreatic neuroendocrine carcinoma cells into insulin producing cells after treatment with sunitinib. Endocrinol Metab(Seoul) **28**, 149-152, 2013

# 5. 消化管閉塞（イレウス）

これで脱・初心者！
つまずきやすいポイント

① 消化管閉塞の病態に合わせた対応を検討できていますか？　まずは病態について知識を整理しましょう．

② 侵襲的治療も含めて「どこまで治療するか」を適切に判断できていますか？　治療方針は患者・家族とよく話し合って決めましょう．

 ① 消化管閉塞の病態に合わせた対応

　消化管閉塞というのは案外複雑な概念なので，最初に整理しておきましょう．英語で「消化管閉塞（腸閉塞）」を意味するgastrointestinal obstructionまたはbowel obstructionという言葉は消化管に機械的閉塞がある場合を指すことが多く，それに対してileusは機能的閉塞（つまり消化管の麻痺や痙攣）を指すニュアンスで用いられます．しかし日本では「閉塞性イレウス」という言葉もあってややこしいので，本項では「機械的腸閉塞」，「機能的腸閉塞」と呼び分けることにします．いずれも消化管内容物が肛門側へと流れていかないという点は一致していますが，前者は無理に蠕動を亢進させないほうがよくて，後者は蠕動を亢進させたほうがよい，というように対応が真逆だったりします．そのため，病態に合わせた対応を行っていくことが重要になります．

　ちなみに「便秘と腸閉塞の違いって何？」と尋ねられたら，皆さんなら何と答えますか？　実は明確な区別はないのですが，便秘は便が出ないという「症

状」，腸閉塞は上記のような「病態・疾患」と考えるとよいかと思います．つまり便秘は腸閉塞の症状のひとつで(他に嘔吐や腹部膨満感などもありますね)，腸閉塞は便秘の鑑別疾患のひとつ，ということです．

 ## ②「どこまで治療するか」の判断

特に機械的な閉塞の場合，根本的な治療として手術などの侵襲的治療が選択肢にあがります．全身状態に問題がなければよいのですが，進行がんなどで手術ができる状態ではない場合や，高齢であったりして患者や家族が侵襲的処置を望まない場合もあるので注意が必要です．

保存的なものから侵襲的なものまで数ある消化管閉塞の治療法のなかで，患者・家族・医療者各々が納得できる治療方針を選択するためには，各選択肢のメリット・デメリットを十分理解したうえで，適切な話し合いのプロセスを踏むよう心がけましょう．

## ［消化管閉塞のことを理解する］

### ▶ 消化管閉塞の病態

何らかの要因で消化管内容物が口側から肛門側へ流れていかなくなることを消化管閉塞といいますが，消化管内容物というのは食べたものだけではなく，消化管で産生される液体成分やガス成分も含まれます(図1)．

たとえば消化液は1日に約7L産生されるのですが，本来そのほとんどが再吸収され，便に含まれるのは1日約100mL(200mLを超えると下痢)です．しかし，消化管閉塞をきたすと水分が再吸収されず，何も食べなくても1日に何Lもの消化液が消化管内にたまってしまいます．そうなると消化管が拡張・伸展したり腸管粘膜が炎症や浮腫を起こしたりして，消化液の分泌がさらに促進されるという悪循環に陥ります．

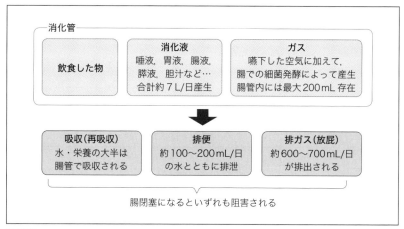

**図1** 消化管内容物と吸収・排出経路

▶ 消化管閉塞によって生じる症状

消化管が食物や消化液，ガスなどでパンパンになると，もちろん腹部膨満感を生じます．さらに，肛門側に進めないので口側に逆流して悪心や嘔吐を引き起こします．また，特に機械的腸閉塞の場合，蠕動が亢進してお腹がグルグルいう腹痛（蠕動痛）を呈したり，原因として腹膜炎がある場合は腹膜刺激症状がみられたりします．

▶ 消化管閉塞の分類（表1）

機序による分類として機械的腸閉塞と機能的腸閉塞を紹介しましたが，消化管閉塞は様々な切り口で分類することができます．

❶ 機械的腸閉塞

機械的腸閉塞は，排ガスや排便がわずかにでもみられる**不完全閉塞**の状態と，まったくみられない**完全閉塞**の状態に分けることができます．重症度という点では，腸管膜の血行障害の有無から**単純性と複雑性（絞扼性）**に分類することもあります．

表1　消化管閉塞の分類・原因

| | 細かい分類 | 主な原因 |
|---|---|---|
| 機械的腸閉塞 | ・不完全閉塞or完全閉塞<br>・単純性or複雑性 | ・癒着：手術, 放射線治療<br>・消化管内の狭窄や閉塞：腫瘍, 炎症性腸疾患<br>・外からの圧迫：腹腔内腫瘍, 高度腹水 |
| 機能的腸閉塞 | ・麻痺性or痙攣性 | ・薬剤性<br>・電解質異常<br>・腹膜炎<br>・腸管膜の血栓, 塞栓 |

　また，原因による分類をすることも根本的な治療を検討するためには有用です．機械的腸閉塞の原因としては，手術や放射線照射による癒着，腫瘍による閉塞や壁外からの圧迫などが多くみられます．ちなみに，悪性腫瘍が原因で発生する進行性の消化管閉塞を，malignant bowel obstruction（MBO）と呼びます．

> Dr 森田より
> 　消化管閉塞に対するステロイドの投与は消化管の再開通に役立ちそうだというメタ分析があります．NNTで6〜＋∞とまだ幅が広いです）
> → Haywood A, et al：Cochrane Database Syst Rev 2015（4）：CD010756

❷ 機能的腸閉塞

　機能的腸閉塞は，オピオイドや抗コリン薬などの薬剤，電解質異常，腹膜炎，腸管膜の血栓・塞栓などによる腸管麻痺（麻痺性イレウス）が主な原因です．他に，刺激性下剤の使い過ぎで腸管の一部が痙攣し，その口側がイレウスの状態になるという痙攣性イレウスという病態もあります．

> Dr 森田より
> 　外国では内服できないときのために末梢性オピオイド拮抗薬の注射薬があり，即効性なのですが，国内の治験は死亡例が出たために中止になっています．

▶ 消化管閉塞のアセスメント

　こういった病態や原因を鑑別するために，的を絞った問診・身体所見・検査を行っていきます．問診では排ガスや排便の有無，既往歴や治療歴・服薬歴，随伴症状などが重要です．身体所見では蠕動音が減弱しているかどうかで，腸管麻痺の有無などが判別できるかもしれません．そして検査としては，腹部単純X線検査で腸管拡張像やニボーの有無を確認するのが最も簡便ですが，腸管ガスが少ない場合は判断が難しいので，適宜エコーやCTを加えるとよいかと思います．特にCTは，閉塞部位の同定もできることが多いので，治療方針に迷う場合は検討してみてください．

## ［ 消化管閉塞の治療方針を立てる ］

　消化管閉塞のことが理解できてきたところで，どのように治療・対応していくかを考えていきましょう．治療の柱は，①病態や原因に応じた治療，②消化管の安静，③消化管の減圧，④対症療法，の4つです．

▶ 病態や原因に応じた治療

　消化管閉塞は診察や検査によって，閉塞部位や原因を同定できることが多いので，病態や原因に応じた治療を行うことが最も重要かつ有効です．

❶ 機械的腸閉塞

　閉塞の機序にもよりますが，たとえばMBOの場合，腫瘍そのものではなく腫瘍周囲の炎症などによる腸管浮腫で消化管が閉塞していることがあります．その場合，**ステロイド**を用いることで閉塞が軽減・解除されるかもしれません．デキサメタゾンかベタメタゾンを4〜16mg/日の比較的高用量で数日使用してみて，効果判定を行うとよいでしょう．

　もし全身状態がよく，閉塞部位が1箇所であれば，バイパス手術や人工肛門造設術などの**手術療法**も選択肢です．ただ根治的な手術ではない場合，術後死亡率や合併症発生率といったリスクが高い割に，症状の再燃率

も高いという「割に合わない」結果になりうることも覚悟しておかなくては
いけません.

　手術より比較的リスクが低く，閉塞箇所が複数ある場合は，**消化管ステ
ント**で詰まっている部分を広げるという手段もあります．ただ，消化管穿
孔などのリスクもありますので，こちらも適応は慎重に検討しましょう.


❷ 機能的腸閉塞

　消化管の蠕動低下によって，いわゆる麻痺性イレウスの状態となってい
る場合，まずは蠕動低下をきたしている原因を探ります．多いのは薬剤性
で，表2にあるような薬剤が原因となっている場合があります（表3）．疑
わしい薬剤は中止するのが基本ですが，たとえばオピオイド鎮痛薬の場合,
中止する前に末梢性拮抗薬の**ナルデメジン**を飲んでみてもらうのもひとつ
の手です．私自身，ナルデメジン1錠で腸閉塞がすっきり改善した症例を
経験したことがあります．他に，電解質異常などでも麻痺性イレウスにな
ることがあるので，採血を行ってみてもよいかもしれません.


表2　麻痺性イレウスの原因薬剤

| A：ムスカリン受容体遮断(抗コリン)作用を有する薬剤 |
| --- |
| ・抗精神病薬：クロルプロマジン，ハロペリドールなど<br>・三環系抗うつ薬：アミトリプチリン，イミプラミンなど<br>・ベラドンナアルカロイド：アトロピン，ブチルスコポラミンなど<br>・頻尿抑制薬：プロピベリン<br>・その他：ジソピラミド |
| B：オピオイド受容体に作用する薬剤 |
| ・オピオイド鎮痛薬：モルヒネ，コデイン，トラマドールなど<br>・止痢薬：ロペラミド |
| C：抗がん薬，免疫抑制薬 |
| ・抗がん薬：イリノテカン，メトトレキサート，シスプラチンなど<br>・免疫抑制薬：タクロリムス |
| D：腸内容の停滞からイレウス様症状を起こしうる薬剤 |
| ・α-グルコシダーゼ阻害薬：ボグリボース，アカルボース<br>・GLP-1受容体作動薬：デュラグルチド，リラグルチドなど<br>・ポリスチレンスルホン酸製剤 |

〔厚生労働省：重篤副作用疾患別対応マニュアル：麻痺性イレウス(令和3年4月改定)より作成〕

| 表3 | 病態に応じた治療のまとめ |

| 病態 | | ①原因治療 | ②安静 | ③減圧 | ④対症療法 |
|---|---|---|---|---|---|
| 機械的腸閉塞 | 完全閉塞 | ・ステロイド（※MBOの場合）・手術療法・消化管ステント | ・絶食，補液・内服薬の投与経路変更 | 物理的減圧・経鼻胃管・イレウス管・胃瘻 薬物療法・制酸薬(H₂ブロッカー，プロトンポンプ阻害薬)・オクトレオチド・ブチルスコポラミン | 鎮痛薬・NSAIDs・アセトアミノフェン・モルヒネ 制吐薬・ヒドロキシジン・クロルフェニラミン・ハロペリドール・プロクロルペラジン・オランザピン |
| | 不完全閉塞 | | | | 鎮痛薬・NSAIDs・アセトアミノフェン・フェンタニル 制吐薬・メトクロプラミド・プロクロルペラジン・オランザピン |
| 機能的腸閉塞 | | ・被疑薬の中止拮抗薬投与（※薬剤性の場合）・電解質補正・メトクロプラミド・パントテン酸 | | | |

薬物療法としては，**メトクロプラミド**のように蠕動を亢進させる薬剤が有効かもしれません．海外の文献ではコリンエステラーゼ阻害薬である**ネオスチグミン**が推奨されていることもありますが，かえって蠕動痛や悪心などを悪化させる可能性があるので，間接的に副交感神経を刺激してくれる**パントテン酸**を用いたほうが無難かと思います．

▶ 消化管の安静

　機械的であれ機能的であれ，消化管の閉塞を認めるときには消化管を安静にすることが基本で，しばらく絶食にして必要な水分や栄養は輸液で補う，ということがよく行われます．ただ，たとえば切除不能ながんによるMBOのように不可逆的かつ進行性の病態であれば，たとえ飲食をやめたとしても改善は見込めず，経口摂取できない苦痛だけを与えてしまうかもしれません．
　もちろん，消化管閉塞がある状態で経口摂取をすると，悪心・嘔吐，腹痛，腹部膨満感などの症状が増悪する可能性もありますから，絶食することが症

状緩和になると考えることもできます．しかし患者自身が，症状が悪化する可能性を理解したうえで経口摂取を試したいと希望するなら，できるだけその意思を尊重したいものです．

 さらにレベルアップしたい人のために

**〜消化管閉塞がある場合の経口摂取〜**

「吐いてもよいから食べたい！」といわれたら，まずは少量の水分から始めて，症状をみつつ少しずつ食形態や量を調整していくというのが無難な対応かと思います．

せめて流動食や低残渣食くらいまで摂取できるとよいのですが，難しい場合は，かき氷や綿菓子のように口のなかで溶けるものを試してみてはいかがでしょうか．（6-aの Column[p.118]参照）

気をつけるべき落とし穴は，口あたりがよくても消化管閉塞を悪化させうる食物があるという点です．たとえば，こんにゃくゼリーや寒天を使用したゼリーは，食物繊維を多く含んでいるため要注意です．（寒天はテングサという海藻の加工品ですよ！）

余談ですが，かつて私が担当した患者は，「消化管閉塞があるけれど好きなものを食べたい！」という気持ちが強く，たこ焼きやステーキなど食べたいものを家族から差し入れてもらい，口のなかでモグモグ味わったあと，すべて吐き出すということをしていました．万人に勧められる方法ではありませんが，なるほど…と感心した覚えがあります．

▶ 消化管の減圧

絶飲食して消化管の安静を図ったとしても，先述のとおり，消化管のなかでは消化液やガスが日々産生されます．それによって消化管が拡張したり浮腫んだりすると，余計に消化液の分泌が増える…という悪循環が生じてしまうので，この悪循環を何とか断ち切らないといけません．そこで検討したいのが，消化管の減圧です．

### ❶ 経鼻胃管・イレウス管・胃瘻

　物理的に消化管内をすっきりさせたいなら，まず思いつくのは**経鼻胃管**やイレウス管でしょう．経鼻胃管はその名のとおり，鼻からチューブを挿入して先端を胃内に留置します．挿入手技は比較的簡便でベッドサイドでも実施可能ですが，挿入や留置には少なからず苦痛が伴うため，安易に挿入したり，漫然と留置し続けたりするのはよくありません．胃内にガスや液体の貯留を認める場合などに挿入を検討し，排液量が1日200mLを下回るなら抜去する，というように決めておくことをお勧めします．

　一方の**イレウス管**は，トライツ靱帯を越えて空腸以遠に先端を留置します．特に腸管拡張が空腸から先で生じている場合に効果的かもしれませんが，挿入手技は透視下に行わなければならず，胃管挿入より難しく時間もかかります．そのぶん，患者にかかる負担は比較的大きいといえます．留置中の苦痛も当然ありますから，経鼻胃管同様，抜去の基準を設けておくとよいかと思われます．

　胃管やイレウス管の留置が長期化してしまうようなら，消化管の減圧目的に**胃瘻**を造設するという選択肢もあります．全身状態が安定していて長期予後が望める場合は適応になり得ますが，胃瘻によいイメージを持たない人も少なからずいるでしょうから，患者や家族とよく相談して検討する必要があります．

### ❷ 薬物療法

　胃管や胃瘻などによる減圧を患者や家族が希望しない場合や，そもそも適応でないと判断される場合は，薬物療法を検討することになります．

　消化管の減圧を目的に使用する薬物といえば，**オクトレオチド**です．オクトレオチドは生理的なホルモンであるソマトスタチンの作用持続型アナログで，腸液の産生量を減らしつつ，腸管での腸液再吸収を促進することで消化管内圧を低減させる働きを持っています．ちなみにオクトレオチドの適応は「進行・再発がん患者の消化管閉塞」に限られ，残念ながら非がん患者は適応外です．

　オクトレオチド以外の選択肢としては，**ブチルスコポラミン**も腸液の分

泌を減少させるとされますが，MBOに対する有効性はオクトレオチドに劣るようです．また，胃液を減少させる目的で**H₂ブロッカー**や**プロトンポンプ阻害薬**を使用することもあります．

 私のプラクティス

〜オクトレオチドの使い方〜

オクトレオチドは，1日300 $\mu$gを持続皮下注で投与します．何らかの理由で持続皮下注が困難な場合，入院中であれば1回100 $\mu$gを1日3回皮下注するという間欠的投与や，輸液に混注して持続静注するという方法でも投与は可能です．ただし添付文書上の使い方からは逸脱しますし，持続皮下注という本来の使い方と同等の効果が得られるかは保証されていません．

また，後発品が出てきて安くなったとはいえ，オクトレオチドは高価な薬剤なのでルーティンで投与したり，漫然と投与し続けたりするのはよくありません．まずはステロイドとH₂ブロッカー(またはプロトンポンプ阻害薬)を使用して効果がなければ開始を検討する，と考えるとよいかと思います．そして数日〜1週間ほどで効果判定を行い，効果がない場合や，反対に著効して症状が軽快した場合は，投与をいったん中止することを検討しましょう．

 さらにレベルアップしたい人のために

**〜消化管閉塞がある場合の内服薬の扱い〜**
消化管が閉塞していたり炎症を起こしていたりすると，内服薬の消化吸収が阻害され，期待したような効果を得られない可能性があることにも注意が必要です．内服薬は中止するか必要最低限に絞り，どうしても必要な薬剤は投与経路を変更できないか検討したほうがよいでしょう．

▶ 対症療法

手術などの根治的治療が困難なMBOの場合は，症状緩和のための対症療法が中心になります．消化管閉塞の病態を理解して，適切な方法を選択しましょう．

### ❶ 痛み

　消化管閉塞による痛みには，蠕動が亢進することによる「お腹がグルグル鳴る痛み」と，消化管とともに腹膜・腹壁が伸展されることによる「お腹が張った痛み」の2種類があります．いずれの場合も狭義の鎮痛薬であるNSAIDs，アセトアミノフェン，オピオイド鎮痛薬は使用が勧められます．それに加えて，蠕動痛の場合は消化管蠕動を抑制する**ブチルスコポラミン**などの抗コリン薬も高い鎮痛効果を発揮することがあります．

　ちなみにオピオイド鎮痛薬については，どの薬剤を選択すればよいかははっきりしていません．ただ病態を考えると，不完全閉塞や機能的腸閉塞（麻痺性イレウス）であれば，蠕動を抑制しにくい**フェンタニル**を使用したほうがよいかもしれません．一方，完全閉塞にいたった機械的腸閉塞の場合は，むしろ蠕動は抑えたほうが痛みは軽減しうるので，**モルヒネ**や**オキシコドン**などのほうが有効かもしれません．

> **Dr 森田より**
> 　抗コリン薬（ブスコパン®）を持続投与したほうがよいか，痛いときに頓用で静注するほうがよいかについては両者の考えがあります．筆者は，持続投与しても効果がはっきりしないので，蠕動痛がはっきりしているときに静注（皮下注）で使えるとこれはいいという患者が割といるなという印象です．オピオイドが鎮痛薬でいっているとそれ以上はもう鎮痛手技はないと思う人もいますが，蠕動痛は別物という捉え方がよいと思います．

### ❷ 悪心・嘔吐

　制吐薬の選択も，病態によって違ってきます．不完全閉塞で蠕動痛がない場合や，麻痺性イレウスの場合はメトクロプラミドを用いてよいのですが，完全閉塞であったり蠕動痛があったりする場合は，かえって痛みや悪心を増悪させうるので使用は禁忌です．

　そういった場合の選択肢は，抗ヒスタミン薬である**ヒドロキシジン**や**クロルフェニラミン**の静注があります．また，**プロクロルペラジン**は筋注用の注射剤があり，適応外使用にはなりますが1日10〜20mgを持続静注で投与することがあります．もし口腔内崩壊錠くらいなら飲めるのであれば，

**オランザピン**を1日1回，1.25〜5mg内服してもらうのもよいかと思います（比較的少量で制吐効果が得られます）．

### ❸ 治療方針を検討する

　消化管閉塞は疾患の比較的早期の段階でも出現することがあり，「消化管は詰まっているけど，全身状態は悪くないし生命予後も数ヵ月以上はありそう」という状況がしばしばみられます．そのため，ここまであげてきたような手術や消化管ステント，イレウス管や胃瘻といった侵襲的な治療が実際に行われることも少なくありません．

　一方で，侵襲的な治療を受けることで患者に少なからず苦痛を与える可能性や，その甲斐なく期待される効果が得られなかったり，すぐに再発してしまったりする可能性もあることは十分考慮する必要があります．

　仮に全身状態が良好だとしても，腸管の安静と薬物療法の組み合わせによる保存的治療の選択肢もあることを忘れてはいけません．消化管閉塞の改善が難しくても，痛みや悪心などの症状が十分コントロールされていれば，**在宅静脈栄養法**（home parenteral nutrition：HPN）を利用して自宅で生活することもできます．

　ということで，医学的適応だけでなく，今後の見通しや患者の意向など様々な観点から，治療方針を慎重に検討していきましょう．

文献

1）日本緩和医療学会（編）：がん患者の消化器症状の緩和に関するガイドライン2017年版，金原出版，2017
　▷消化管閉塞だけでなく悪心・嘔吐や便秘など，主要な消化器症状のエビデンスを総括しています．日本緩和医療学会のホームページから無料で読めます．

2）日本緩和医療学会（編）：専門家をめざす人のための緩和医療学，第2版，南江堂，2019
　▷学会公式の教科書です．詳しく勉強したい方はご一読を．

3）武田文和（編）：トワイクロス先生のがん患者の症状マネジメント，第2版，医学書院，2010
　▷様々な症状への対応方法が薬物療法・非薬物療法いずれも豊富に記載されています．なかには日本では認可されていない薬や方法もありますが…．

# ex. ストーマに坐薬は入れちゃダメ？ ストーマのある患者への対応

　患者に坐薬を使用しようと思って，看護師に坐薬の挿入を指示すると「先生，この患者ストーマですよ」といわれて絶句した…なんて経験はありませんか？

　この項では，ストーマのある患者に消化器外科医"じゃない医師"が緩和ケアを行ううえで，知っておくべき最低限の知識をご紹介しようと思います．ちなみにストーマというと，膀胱全摘除術や骨盤内臓全摘術の際に造設する「尿路ストーマ（ウロストミー）」もありますが，今回は「消化管ストーマ」に絞ったお話です．

## ❶ 消化管ストーマの分類と特徴

### a. 造設部位

　まずストーマの造設部位ですが，大別すると**結腸ストーマ（コロストミー）**と**回腸ストーマ（イレオストミー）**に分けられます．結腸ストーマは下行結腸からS状結腸に造設されることが多く，基本的に臍より左側にあります（臍より上にあったら横行結腸ストーマかもしれません）．便の性状は様々ですが，造設部位が肛門に近くなるほど便中の水分は吸収されて少なくなるので，もしストーマ袋のなかに半固形〜固形の便がたまっていたら，それは結腸ストーマだと考えてよいと思います．一方の回腸ストーマは回腸の末端に近い位置に造設するのが望ましいので，臍より右側にあることが多いです（ただし例外もあります）．水分が吸収しきれず残っているので便は水っぽくて量が多いのが特徴です．

### b. 形状

　次にストーマの形状ですが，**単孔式**と**双孔式**に分けられます（図1）．

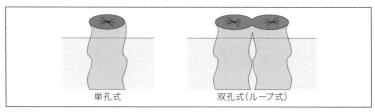

**図1**　ストーマの形状

単孔式は腸管の断端を体表に出して固定したシンプルなつくりです．一方，双孔式の主流はループ(係蹄)式といって腸管に切り目を入れて折りたたんだような形状のものですが，腸管が完全に切り離されている分離式というのもあります．2つある孔のうち，口側からは便やガスが排泄され，肛門側からは何も出ないか，腸液や腸管内皮に由来する粘液が排出されます．

c. 目的

　最後に目的による分類ですが，**永久的ストーマ**と**一時的ストーマ**に分けられます．前者は腹会陰式直腸切断術(Miles手術)のように肛門機能の回復は見込めない場合に，閉鎖しないことを前提に作製するストーマのことです．基本的には，単孔式のS状結腸ストーマを造設することが多いです．一方，後者は術後の縫合不全などのリスクを避けるために一時的に作製し，いずれ閉鎖することを前提に造設するストーマを指します．この場合は，結腸ストーマかループ式の回腸ストーマを造設することになります．


❷ ストーマに坐薬は入れてよい？

　では冒頭のような状況の場合，ストーマから坐薬を入れてもよいのか？ということについて考えてみましょう．

　まずは坐薬の作用機序からおさらいしますが，肛門から挿入した坐薬は，直腸下部の粘膜で吸収されます．すると中・下直腸静脈を介して下大静脈にダイレクトに流入するため，門脈を通ることなく，初回通過効果を受けずに全身に作用します(図2)．そのため，効果が強くて速い，と一般的に考えられているわけです．

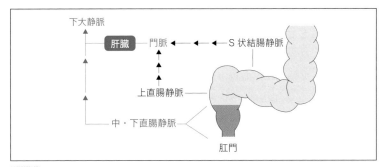

**図2** 直腸〜肛門の血流

　しかし，ストーマに坐薬を入れるとなると，薬が吸収される部位は直腸下部ではなく小腸や大腸になりますから，吸収された薬は門脈に回収されて初回通過効果を受けることになります．これでは坐薬の利点が活きないどころか，便や腸液などに邪魔されてちゃんと吸収されない可能性すらあります．

　つまり，「坐薬はストーマに入れてもよいが効果は保証しない」ということになります．もし可能であれば内服を優先したほうがよいかと思いますし，どうしても内服ができないので坐薬を使いたいという場合は，効果が得られるかはわからないけど…くらいの気持ちで使ったほうがよいかもしれません．

　ちなみに単孔式のストーマであればよいのですが，双孔式のストーマだった場合，口側に入れるべきか肛門側に入れるべきか，それも悩ましいですよね…もちろん，イレギュラーな投与方法なので，どちらが正しいかはわかりません．本来の吸収部位が直腸であることを考えると，肛門側…？　うーん，どうでしょう．

### ❸ 最低限のストーマトラブルへの対応も知っておこう

　ストーマのことを勉強したついでといっては何ですが，ストーマのよくあるトラブルについてもある程度知っておきましょう．

#### a. ストーマ出血
　ストーマ袋のなかに血液がたまっているのをみつけたら，つい驚いて

しまうと思いますが，まずは落ち着いて出血部位を同定しましょう．ストーマ袋を外して，体表に露出しているストーマの粘膜部分をガーゼで拭きながら，活動性の出血があるか，どこから血が出てくるかを観察します．ストーマ粘膜に出血点がある場合は，圧迫止血を試みてもよいのですが，粉状皮膚保護剤(バリケア®パウダーなど)を散布するのもよい方法です．出血量がそんなに多くなければ自然止血することもあります．

　一方，ストーマ内腔から持続的な出血がみられる場合は，腸管そのものに何らかの異常があると考えられますので精査を検討する必要があります．

### b. ストーマ血流障害・壊死

　ストーマ粘膜は通常はきれいな赤〜ピンク色ですが，赤黒い〜黒いという場合は，血流障害や壊死が生じている可能性がありますので，速やかに消化器外科にコンサルトしてください．

### c. ストーマ脱出

　体表に出ているストーマが，なんだかやけに大きい…という場合は，腹圧の上昇などによってストーマが脱出してきているのかもしれません．可能であれば用手的な還納を試みてもよいのですが，経験がなければ消化器外科医などに対応を依頼したほうが無難かと思われます．その際に，ストーマの血流障害や壊死がみられる場合は対応を急いでもらいましょう．

　もし外科医に対応してもらうまでに時間がかかるようであれば，湿らせたガーゼで脱出した腸管を包んでおくと応急的な粘膜保護になります．

### d. ストーマ周囲皮膚炎

　回腸ストーマのように水様で消化酵素の活性が強い便が皮膚に触れる場合や，装具交換を繰り返すことによる刺激などで，ストーマ周囲に皮膚炎を起こすことがあります．まずは皮膚炎の原因を改善する手段がないかを検討することが最も重要です．症状が強い場合は，部位によって対応が異なります(図３)．粘膜と皮膚が接合するストーマ近接部の場合は粉状皮膚保護剤，面板貼付部などストーマから離れた部位であれば，ステロイド外用剤(装具の粘着力を低下させにくいローションタイプ)を使用します．

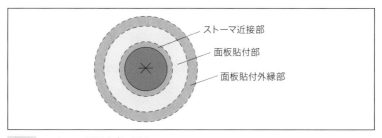

ストーマ近接部
面板貼付部
面板貼付外縁部

**図3** ストーマ周囲皮膚の区分

## ❹ 多職種で協力しよう

　「あまり経験がないから，いざストーマの患者が来たら不安…」という場合は，積極的に多職種の協力を求めましょう．ストーマの管理に慣れた看護師，特に皮膚・排泄ケア認定看護師が近くにいれば百人力です．また，いざというときに相談できるよう消化器外科医とも普段から顔のみえる関係をつくっておくと安心だと思います．何より，長い期間ストーマを利用している場合，患者自身がストーマの管理に習熟している可能性があります．そんなときは患者本人とも相談しながら，対応を検討していくとよいかもしれません．

# あなたは慢性偽性腸閉塞（chronic intestinal pseudo-obstruction：CIPO）を知っていますか？

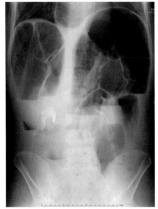 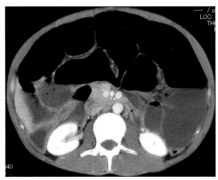

腹部膨満症状で苦しくて，こんなお腹のレントゲンやCT画像の患者を みたことありますか？

患者：「イレウスですよね？　でも昔からこれでずっと生活してるんで す．麻痺性イレウスといわれたりして，腸管蠕動促進薬や大建中湯，消 泡剤を昔から処方されているんですけど，全然よくならないですよ．癒 着だからといって手術になったけど，手術してもよくならなかったし． お腹の張りがつらくて，うつになりそう．病院ばかり行っているからお 金もなくて．家族や友人，職場の人でさえつらいのを理解してくれない し．私はどうしたらいいの．診断もよくわからないし，なんで私だけこ んなわけのわからない病気にからないといけないの？　生活するのもつ らい」

　それは，慢性偽性腸閉塞かもしれません[1]．

　麻痺性イレウスは急性膵炎や急性腹症，術後などの急性期に起こります．こちらは急性期の経過となるためCIPOとは診断しません．抗精神病薬の長期内服によって，慢性的に麻痺性イレウスを起こす場合がありますが，大腸主体であれば巨大結腸症，小腸主体であれば，続発性CIPOとなります．CIPOは，小腸主体に拡張し，液面形成を認め6ヵ月以上持続する長期的な経過をたどります．原因不明なものを一次性CIPO，膠原病や薬剤性であるものを二次性に分類します．

　上記のようにCIPO患者は，腹部膨満という身体的苦痛だけでなく，精神面，社会面，スピリチュアルなつらさを抱えています．死亡率が10%で多くは感染や自殺などの精神疾患です．医療者を含めた疾患の認知が低く，その認知度の低さから，CIPO患者は孤独になり生きる価値を失っていきます．まずは身のまわりにこのような患者がいたら，CIPOという病気の疑いがあることを気にかけましょう．

　それがCIPO患者を診療する第一歩となるでしょう．

**文献**
1) 詳しくはインフォメーションサイトで→http://cipo-information.com/

# 6-a. 食事摂取量低下

① 終末期の患者の食事摂取量低下を「まぁ仕方ないよね…」と諦めていませんか？　まずは原因を把握しましょう．

② 食事の摂れない患者に「とりあえず点滴」だけで対応していませんか？　患者のつらさに寄り添う姿勢が重要です

 ① 食事摂取量低下のホントの理由は何か？

　患者が食事を摂れていないとき「予後の短いがんだから…」とか「高齢・認知症ですっかり弱っているから…」と，すぐ諦めてしまっていないでしょうか．でも基本に立ち返ると，**どんな症状や病態に対しても，まずはアセスメントをしっかり行うことが重要**だったはずです．

　そもそも食べられない原因は何でしょうか？　本当に，悪液質や衰弱など改善が難しい原因によるものでしょうか？　食事摂取量低下の原因は多種多様ですし，複数の原因が重なっている場合だってあります．もし改善可能な原因がみつかれば，一発逆転，患者は再び食事が摂れるようになるかもしれません．

## ②「とりあえず点滴」からの脱却

　口から栄養が摂れないなら，点滴や胃瘻で栄養を入れればよいじゃない！
…という考えの方もいるかもしれませんが，**この項で話すのは「栄養」の話で
はなく「食事」の話です**．1日に何キロカロリー必要か，蛋白質は，脂質は，
微量元素は…という栄養についての話はほとんど出てきません．**食事という，
人間らしい営みをいかに維持するかという話をします**．

　想像してみるとわかると思いますが，「口から食べられない」というのは，
ものすごくつらいことです．健康診断のとき，採血があるから一食抜くだけ
でも嫌ですよね．それが「死ぬまで食べられない」となると，その苦しみは想
像を絶します．

　また，検査結果がどうこうといわれてもピンと来ない患者や家族でも，食
事が摂れていないとなると「これはやばい」と理解できます．**食事摂取量低下
や体重減少を患者や家族が心配するのは，その先に"死"が待っていると感じ
てしまうからでしょう**．

　ですから「食べられなくても点滴しとけばとりあえず大丈夫でしょ」といっ
て済ませず，少しでも口から食事を摂れる手段がないかいっしょに考えたり，
どうしても無理なら，食べられないつらさに寄り添ったりする姿勢が重要な
のではないでしょうか．

> **Dr 森田より**
> 　食事が摂れないことに伴う苦痛は食関連苦悩(eating-related dis-
> tress：ERD)と概念化されました．ERDには食べられないこと自体のつ
> らさのほかに，病気が進んでしまう不安，食事をする機会がないことで
> 家族との会話が減ってしまう社会的孤独，食事のことで家族と(したく
> ない)争いになる葛藤などが含まれます．
> ・Amano K, et al：Eating-related distress in advanced cancer patients
> with cachexia and family members: a survey in palliative and support-
> ive care settings. Support Care Cancer 27：2869-2876, 2019

# ［食事摂取量低下（摂食嚥下）の原因］

　食事が摂れない原因は多岐にわたるため，本項では摂食嚥下の流れに沿って整理しようと思います．摂食嚥下の流れについては様々な考え方があるのですが，本項では以下の4つのステップに沿って考えていきます（図1）．また，食事摂取量低下をきたす原因を表1にまとめました．

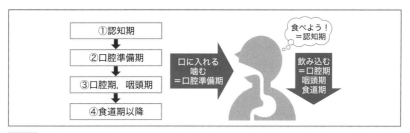

**図1**　摂食嚥下の流れ

〔谷口 洋（編）：先生，誤嚥性肺炎かもしれません 嚥下障害，診られますか？―診断から治療まで，栄養療法や服薬指導を含め全部やさしく教えます．羊土社，2015より作成〕

**表1**　食事摂取量低下をきたす原因

| | 病態 | 主な原因 |
|---|---|---|
| 認知期 | 認知・意識の障害 | 認知症，意識障害，せん妄 |
| | 食欲不振 | i) 消化器系：消化管運動の減弱・亢進，消化管閉塞，外的な圧迫，胸腹部への放射線照射<br>ii) 中枢神経系：脳転移，頭蓋内圧亢進，がん性髄膜炎，頭部への放射線照射<br>iii) 化学的異常：電解質異常，腎不全，肝不全，ケトアシドーシス，薬剤性，悪液質<br>※薬剤性；オピオイド，ジゴキシン，抗がん薬，抗菌薬，抗真菌薬，抗うつ薬，抗痙攣薬 |
| （口腔）準備期 | 開口・咀嚼障害 | 頭頸部がん，口角炎・口腔粘膜炎，義歯不適合 |
| | 口渇 | 脱水，酸素吸入，薬剤性 |
| | 味覚障害 | 口渇，化学療法，放射線照射，口腔カンジダ |
| 口腔期・咽頭期 | 嚥下障害 | 加齢，脳血管障害，パーキンソン病，衰弱 |
| 食道期以降 | 消化管閉塞 | 腫瘍による閉塞，術後癒着，腸管麻痺 |
| | 消化管の外的圧迫 | 多量腹水，腹腔内腫瘤 |
| その他 | 何らかの強い苦痛 | 坐位で増強する痛み，呼吸困難　など |

まず摂食嚥下の第一段階は，食物を認識して「食べよう！」と考え，口に入れるためのアクションを起こすこと＝認知期(または先行期)から始まります．認知期の問題としては，まずはそもそも食物を認識していない，そして「食べよう」という発想自体がない，という状況があり得ます．**認知症や意識障害・せん妄**などがそれに該当するでしょう．

食物は認識できて，食べなくてはと思いつつ「どうしても食べる気にならない…」というのが**食欲不振**です．食欲不振を起こす原因も多種多様ですが，いくつかのカテゴリーに分類しつつみていきましょう．

### ❶ 消化器系の異常

消化管運動の減弱あるいは亢進によって，食欲不振をきたすことがあります．詳しくは食道期以降の部分で解説します(p.113参照)．

### ❷ 中枢神経系の異常

脳転移やそれに伴う頭蓋内圧亢進，がん性髄膜炎などがあっても食欲不振をきたします．また，脳に放射線照射を行った場合も一過性に食欲不振や悪心が生じることがあります．麻痺や意識障害など，何らかの中枢神経症状を伴っていれば疑いやすいのですが，症状が食欲不振だけということもあるので注意が必要です．

### ❸ 代謝系の異常

脳には化学受容器引金帯(chemoreceptor trigger zone：CTZ)と呼ばれる血液−脳関門のない領域があり，そこに血液中や脳脊髄液中の様々な化学物質が作用すると悪心や食欲不振が生じます．たとえば，オピオイドや抗がん剤などの薬剤も原因となりますし，採血でわかるものとしては，電解質異常，腎不全，肝不全，ケトアシドーシスなどがあります．特に，薬剤性や電解質異常による食欲不振は比較的改善が見込める病態だと思

いますので，見逃さないようにしたいですね．（7：終末期の患者への輸液と栄養のColumn[p.151～153]参照）．また，悪液質も進行がん患者の食欲不振の原因としては重要ですが，次項で詳しく扱いますので本項では割愛します．

▶ 口腔準備期（＝口に入れ，飲み込むための準備をする段階）

口腔準備期とは，飲み込むための準備をするステップを指します．具体的には，開口して，咀嚼するという段階です．開口障害，咀嚼障害がこのステップにおける主な問題ですが，それ以外の口腔内での問題についても併せて解説します．

### ❶ 開口・咀嚼障害

口が開かない・噛めないという状態は，頭頸部がんの症例でよくみられます．腫瘍そのものの影響だけでなく，手術や放射線治療による影響で生じるものもあります．他には口角炎・口腔粘膜炎によって痛くて口が開かなかったりもしますし，意外と多いのが義歯の不適合です．病気の進行によってるい痩が進むと，歯茎も痩せて義歯が合わなくなり，咀嚼の際に痛みや違和感が生じることがあります．

### ❷ 口渇

特に進行がん患者など全身状態のよくない患者によくみられ，脱水，酸素吸入，オピオイドや抗コリン薬といった薬剤など複合的な原因で生じます．口渇がある場合，水や氷などは好んで摂取しようとしますが，固形物がなかなか摂れなくなることがあります．

### ❸ 味覚障害

味覚障害は口渇によっても生じますが，他にも化学療法によるものや頭頸部への放射線照射によるものなど，医原性の場合が多くあります．特に

口腔カンジダは，ステロイドを長期投与している患者などにしばしば出現するので注意が必要です．味覚の異常を訴える患者には口のなかをみせてもらい，乾燥（口腔粘膜にツヤがなく，舌は赤っぽくて皺が多い）や，口腔カンジダによる偽膜（口腔粘膜に多発する白い斑点）の形成がないか確認するクセをつけるとよいかと思います．

▶ 口腔期・咽頭期（＝飲み込む段階）

咀嚼して食物を飲み込みやすい状態にできたら，いよいよ食物を飲み込みます．食物は口腔から咽頭へと移送され，食道へと送られます．この一連の緻密な仕組みが支障をきたすことを，狭義の嚥下障害と呼びます．

一般的には加齢，脳血管障害，パーキンソン病などの神経変性疾患によって嚥下障害が生じることが多いのですが，終末期の患者の場合は衰弱によっ

 さらにレベルアップしたい人のために

～「喉がつかえて困っています…」～

いわゆるムセたりするような嚥下障害ではないけれど「喉でつかえる感じがして食事が入らない」と訴える患者に意外と多く出会います．しかも検査では明らかな嚥下の異常がみつからないこともしばしば．このような正体不明の喉のつかえ感には，実はsensation of a lump in the throat（略してSLT，日本語だと「咽喉頭異常感症」「ヒステリー球」など）という名前がついています．

原因もハッキリしないので「うーん…気のせいじゃないですか？」とスルーしたくなるのですが，漢方薬の半夏厚朴湯が症状改善に有効なのではないかといわれているので，試してみるとよいかもしれません．作用機序ははっきりわかっていませんが，脳内のセロトニン・ノルアドレナリン・ドパミン・サブスタンスPなどの物質に作用し，精神的苦痛やストレスを改善させるためではないかという説もあります[1]．

Dr 森田より
　ヒステリー球ではないですが，食道がんで閉塞があるときなどはバイブレーター（肩もみ器）を当てると「おりてくおりてく」という人がいますね．

て嚥下が困難となることも少なくありません.

▶ 食道期以降（＝飲み込んだあとの段階）

　嚥下した食物は食道を通って，胃，小腸，大腸，そして肛門へと運ばれていきます．この流れに問題が生じた場合でも，食事は摂れなくなります．代表的なものは消化管閉塞です．物理的な狭窄・閉塞の有無にかかわらず，摂取した食物の運搬ができない状態を消化管閉塞，あるいは通過障害と呼びます．（消化管閉塞については「5：消化管閉塞（イレウス）」で詳しく解説しています）

　消化管の内側に問題がない場合でも，外側から影響を受けることがあります．たとえば腹腔内に大きな占拠性の病変があると消化管が圧迫されますので，腹水貯留や腹腔内腫瘍（多発肝転移による著明な肝腫大など）によって食事が摂れなくなったりします．

　消化器系の異常を疑う手がかりとして典型的なのは「少し食べただけでお腹一杯になる」という訴えで，これを『早期飽食感』と呼びます．他に，悪心・嘔吐や便秘・下痢など消化器症状を伴う食欲不振も，消化器系の異常のヒントになり得ます.

> **Dr 森田より**
> 「早期飽食感」は英語では early satiety といい，症状があるときには食直前にメトクロプラミドを使用します（悪心や嘔吐が出てからではなく，食直前に）.

▶ その他

　ここまで食事が食べられない原因を摂食嚥下の異常という観点から考えてきましたが，少し視点を変えてみましょう．たとえば，坐位になると痛みが増強する場合には，食事の途中でも痛みに耐えきれず横になってしまうことがあります．また，呼吸状態が悪くて酸素マスクを装着している場合，マスクを外して食事しようとすると息苦しくなって食事を中断せざるを得なくなる，ということもあります．そういった「**何らかの症状があって食事が妨げられる**」という状況も，食事摂取量低下の原因になり得ます.

## ［食事摂取量低下のアセスメント］

　食事摂取量低下の原因として，たくさんの鑑別疾患があがりましたね．これらを鑑別するのは大変だと思われるかもしれませんが，多くの場合は問診と身体所見である程度絞り込むことが可能です（図2）．

### ▶ 問診

　まず食事摂取量低下がみられた場合，患者に「食事が摂れない理由に心あたりはありますか？」とオープンクエスチョンで尋ねてみましょう．運がよければ患者から「少し食べるとお腹いっぱいになるんです」とか「何を食べても味がしないんです」というふうに教えてくれます．

　はっきりした答えが返ってこない場合は，こちらから見当をつけて「食べようという気が起きませんか？」とか「味覚がおかしいということはないですか？」などとクローズドクエスチョンで尋ねてもよいでしょう．さらに最近の治療歴や薬剤の使用状況を尋ねることで医原性であることが判明することもあります．

　また，原因の鑑別だけでなく，食事量がどのくらい低下しているかも問診します（もともと小食な人かもしれません！）．私はよく「病気になる前と比べ

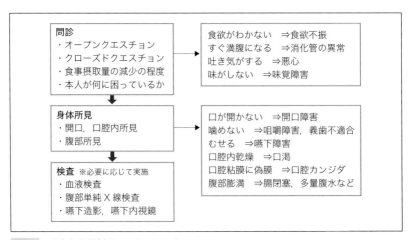

**図2**　食事摂取量低下のアセスメント

て，いま食べられる量は何割くらいに減っていますか？」と尋ねています．そして食事摂取量低下によって，どのような問題が生じているかも重要です．体に力が入らずふらつくとか，痩せたせいで骨が出っ張って座ると痛いとか，このまま痩せていって死んでしまうのではないかと心配で仕方ない…とか，本人が何に困っているのかを尋ねてみましょう．

▶ 身体診察

問診に続いて，身体診察も適宜行ってみましょう．口を開けてみてもらえば開口障害は一目瞭然ですし，口腔内をみれば乾燥や口腔カンジダをみつけられるかもしれません．食べられないだけでなく悪心・嘔吐や便秘がある場合は，腸閉塞を疑って腹部を診察することも重要です．

▶ 検査

さらに，必要に応じて検査も加えます．食欲不振がある場合は，電解質異常や血糖異常などがないか採血を行ってみるとよいかと思います．腸閉塞など通過障害が疑われる場合は，腹部単純X線検査などの画像検査も選択肢です．

また，嚥下障害が疑われる場合は，嚥下造影検査や嚥下内視鏡検査を行える施設ならば実施を検討してみるとよいかと思います．造影や内視鏡で確認しながら検査を行うことで，嚥下しやすい食物形態や体位がみつかって，食事が摂れるようになるかもしれません．ただ検査による苦痛を与えてしまう可能性もあるので，全身状態がある程度落ち着いていて，説明を聞いたうえで検査を希望している患者に限定するなどの配慮が必要です．

## ［食事摂取量低下のマネジメント］

食事摂取量低下の原因がわかれば，原因に応じた対処をするのがベストです．

しかし，原因そのものの改善が難しい場合も少なくありません．ということで，ここからは対症療法的な方法を中心にマネジメントを考えていきます（図3）．

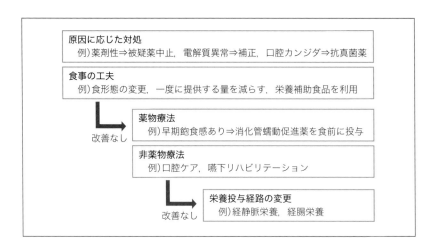

**図3** 食事摂取量低下のマネジメント

▶ 食事の工夫

　本項の冒頭に書いたように，口から物を食べるというのはとても大事なことです．なので，薬やケアと並行して，食事のちょっとした工夫で少しでも食べられるようにできないかを考えてみましょう．

❶ 食形態

　まずは食形態についてです．開口障害や咀嚼障害がある場合，食形態は噛まないでよいもの，つまり刻み食や流動食が適しています．一方で嚥下障害がある場合は，刻み食のようにバラバラになりやすい食事はかえって誤嚥しやすいので，ゼリーのようにまとまりやすくて喉越しがよいものが適当ですし，水分にはとろみをつけることをお勧めします．

❷ 食事量

　次に量ですが，基本的に食事摂取量低下がみられる場合は，患者に提供する食事の量自体を減らしたほうがベターです．山盛りの食事を目の前に出されると，それだけで食欲が減退したり，食べきれないことで落ち込

んでしまったりするからです．病院食ならハーフ食を選択したり，自宅で
は少しずつ食事を出してもらうよう家族にお願いしたりするとよいかと思
います．

　量を減らすと栄養の摂取量が足りなくなるのではと心配になるかもしれ
ませんが，そういうときは少量でも十分な栄養が摂れるよう，栄養補助食
品などを活用しましょう．栄養補助食品は医薬品として処方できるものも
ありますが，市販のものなら味の種類も豊富なので口に合うものをみつけ
やすいと思います．

### ❸ 患者の嗜好

　もうひとつ重要なのは，**患者本人の食の好みや，いま食べたいものを詳
しく聞き取ること**です．食欲不振があっても好きな物だったら食べられた
りしますし，患者が「なぜか今とにかくこれが食べたい！」という気分に
なったりもします．さらにいえば，味覚障害のある人には，どんな味がお
かしいと感じるかも詳しく尋ねてみるとよいでしょう．個人差もあります
が，経験上「他の味はわからないけど甘味はわかる」という患者は多い気が
するので，それをヒントに食べる物を選ぶとよいかもしれません．

> **Dr 森田より**
> 　謎なのですが，終末期になるとインスタントラーメンの汁と（少量の）
> サイダー・ビールがよいという人が多い気がするのは筆者だけでしょう
> か．食事の工夫として相通じるものがあるのは「つわりのとき」です．「お
> 米がたけたにおい，あれはだめなのよー」というのと同じで，温度が高
> いものは悪心につながりやすいので冷やしている人が多いですね．

### ❹ 食事の環境

　**誰と食べるか，どう食べるか，といった食事の内容以外の要素も大事**
だったりします．たとえば普段はなかなか食が進まないのに，家族が食事
介助するとパクパク食べたり，誕生会やイベントのときだと普段より多く
食べられたり…．私の経験では，普段はまったく食欲がないのに，お酒を
飲みながらだと食が進む，という方もいました．

なかなか個別の対応をするのは容易ではないと思いますが，上記を参考に，管理栄養士と相談してみたり，ご家族に協力してもらったり，可能な範囲で工夫してみましょう．

### 緩和ケア病棟で大活躍！かき氷＆綿菓子

　どうしても食事が摂れないと思われる状況でも，試してほしいものがあります．それは「かき氷」と「綿菓子（綿あめ）」です．私が働く緩和ケア病棟では，この２つが日常的にもイベントの際にも大活躍しています．

＜かき氷＞

　かき氷は，まず見た目から"ひんやり，さっぱり"した印象なので「これくらいなら食べられるかも…」と思ってもらえることが多いです．小さめのガラスの器に盛ってお出しすると，さらに好印象かと思います．

　好みに合わせて味が変えられるのもよい点です．私が働く緩和ケア病棟では常時複数の味のシロップを用意していますし，あえて味をつけないものを好む方もいらっしゃいます．また，噛む力がなくても口に入れておけば溶けるので咀嚼が難しい場合や，物を噛むのもキツいというような倦怠感が強い患者でも食べられます．

　さらによいのは，口渇のある患者に好まれるという点です．水を飲むより口のなかにとどまっている時間が長いし，冷たいので口のなかがさっぱりして気持ちいいとよく言われます．腫瘍熱など発熱のある患者には特に好まれますし，冬場でも好んで食べる方は多いです．

＜綿菓子＞

　綿菓子も，口のなかで溶けるので咀嚼が難しい患者や，消化管閉塞がある場合でも摂取することができます．綿菓子はザラメを使ってつくるのが一般的ですが，市販の飴玉から綿菓子をつくれる機械もあり，その場合はいろいろな味の綿菓子がつくれるので，患者の好みにも対応できます．また，可能であれば綿菓子をつくる過程を患者にみてもらうようにすると，ワクワク感とともに患者の食欲が増すかもしれませんし，楽しい思い出として残ることでしょう．

　ただし，シロップをかけたかき氷や綿菓子を食べたあとは，口腔ケアを忘れずに．また，どちらも嚥下する量はごく少量なのでリスクは高くないと思いますが，高度の嚥下障害がある場合には注意して食べてもらいましょう．

食事の工夫で改善しない場合は，薬物療法や非薬物療法を検討します.

## ▶ 薬物療法

がん悪液質による食事摂取量低下にはステロイドが有効ですが，がん悪液質以外の場合はステロイドの効果は証明されていませんし，それ以外の薬剤も残念ながら効果が十分証明されたものはありません. なので，もう一歩踏み込んで食事が摂れない理由を探索し，もし以下のような理由があるとわかった場合は，薬物療法を検討してみましょう.

### ❶「少し食べただけでお腹一杯になる」

早期飽食感を訴える場合，消化管の異常が疑われると述べましたが，対症療法としては消化管蠕動促進作用や胃排泄促進作用のある薬剤，たとえば**メトクロプラミド**や**モサプリド**，**六君子湯**を使用します. 六君子湯は食欲増進ペプチドであるグレリンの分泌を促進するという機序も明らかになっています[2]. ただし，消化管閉塞などが疑われる場合にはこれらの薬剤は使うべきではありません.

### ❷「ムカムカして食べられない」

悪心がある場合は，**プロクロルペラジン**などの中枢性制吐薬が有効かもしれません. 抗精神病薬である**オランザピン**も強い制吐作用がありますが，セロトニン（$5-HT_3$）受容体やヒスタミン（$H_1$）受容体への作用による食欲増進効果もあると報告されています[3]. また，似た作用機序を持つ抗うつ薬の**ミルタザピン**にも食欲増進効果があるとされていますが，こちらは残念ながら十分なエビデンスはありません.

### ❸「口や喉の痛みがあって食べられない」

口腔内の痛みがある場合は，鎮痛薬の食前予防投与を試してみるとよいと思います. 効果発現の速い鎮痛薬が適していると思いますので，

NSAIDsであれば**ロキソプロフェン**や**ジクロフェナク**などの短時間作用型のものを，オピオイド鎮痛薬であればレスキューと呼ばれる速放性製剤を使用するとよいでしょう．痛みが強過ぎて内服もできないようであれば，**NSAIDs**やアセトアミノフェンの注射剤や坐剤，あるいは**イーフェン®バッカル錠**や**アブストラル®錠**などフェンタニルの口腔粘膜吸収剤が選択肢になるかと思います．

ちなみに消化管蠕動促進薬や制吐薬，鎮痛薬などは，いずれも効果発現までの時間を考慮し，食後ではなく食事の30〜60分前に使用するのがお勧めです．


▶ 非薬物療法

先ほど述べたように，食事摂取量低下に対するゴールデンスタンダードといえるような薬物療法はないので，そのぶん非薬物療法やケアが重要になります．


**❶ 口腔ケア**

まず，口渇や味覚障害に対しては，口腔ケアが有効です．ケアの基本は**保清＋保湿**で，経口摂取ができているか否かにかかわらず重要となります．歯だけでなく舌や口腔粘膜も，各種ブラシを用いてしっかり清掃しましょう．清掃後は，必要に応じて保湿剤を塗るとよいと思います．口腔用の保湿剤はジェル状のものが多いですが，ベタベタして嫌だという患者には，スプレー状のものやウェットシート状のものなども市販されていますので合うものを探してみてください．

口腔カンジダが疑われる場合は，口腔清掃後に**抗真菌薬（ファンギゾン®シロップ，フロリード®ゲルなど）**を使用してください．口腔カンジダは抗真菌薬を使えば改善する可能性が比較的高いので，ぜひ見逃さないようにしましょう．


**❷ 嚥下リハビリテーション**

嚥下障害が問題だという場合は，**嚥下リハビリテーション**の実施を検討

してみてください．嚥下リハビリテーションは，食物を用いない間接訓練と，食物を用いる直接訓練に分けられます．詳しい解説は成書に譲りますが，皆さんの働いている施設に言語聴覚士がいる場合は相談してみるとよいかと思います．

## ▶ 栄養経路の変更

ここまでは主に「いかにして口から食事を摂るか」を述べてきました．しかし，どう工夫しても食事が摂れないこともあり得ますし，多くの症例では，病状の進行によっていずれは経口摂取が困難になっていきます．

そういった場合，栄養投与経路を経静脈栄養・経腸栄養へ変更することを検討します．では，経静脈栄養（輸液）や経腸栄養はどのように利用すればよいでしょうか．経静脈栄養について詳しくはのちの項（7：終末期の患者への輸液と栄養）で述べますが，ここでは経静脈栄養・経腸栄養の位置づけについて考えてみましょう．

まず患者の全身状態が保たれているものの経口摂取ができない，言い換えれば「食べられさえすれば（当分）死なないと思われる」場合です．この場合は経静脈栄養や経腸栄養を用いて，食べられないぶんを積極的に補っていく必要があります．

一方，患者の全身状態が悪いために経口摂取が困難な，言い換えれば「死の過程として食べられなくなる」場合は，足りない栄養を補うことより，経静脈栄養や経腸栄養によってかえって患者に苦痛を与えないようにすることが最も重要となります．

患者やご家族が，この違いを区別することはなかなか困難です．まずは医療者が現状を把握・検討し，経静脈栄養や経腸栄養を利用すべきか，患者やご家族とコミュニケーションをとっていく必要があります．

## たかが吃逆，されど吃逆

吃逆というと大したことはないんじゃないかと思ってしまいそうですが，昼も夜もなく一日中，来る日も来る日もヒック，ヒック…おかげで眠れないし食事も摂れないし，気が狂いそうだと言う患者もいるので軽くみてはいけません．

＜症状＞

吃逆は横隔膜や肋間筋群の痙縮による発作とされ，多くは1時間以内に自然軽快します．一方で48時間以上持続するものを持続性吃逆，さらに1ヵ月以上続くと難治性吃逆と呼び，進行がん患者の1〜9％に持続性吃逆あるいは難治性吃逆を呈し，QOLが著しく低下するとの報告もあります[4]．

＜原因＞

吃逆が起こる原因は，大きく分けて末梢性と中枢性に分けられます．末梢性の吃逆は，胃膨満や食道がんなどの上部消化管の異常や，糖尿病・尿毒症・電解質異常などの全身的な疾患が原因となります．一方，中枢性の吃逆は脳血管疾患や脳損傷，頭蓋内腫瘍などによって生じます．他にも，オピオイド鎮痛薬やデキサメタゾンなどによる薬剤性，ストレス，不眠，飲酒，喫煙などの生活環境によっても生じるなど原因は多岐にわたります．

＜治療＞

では吃逆の治療はどうするかというと，やはりまずは非薬物療法でしょう．誰しも吃逆を止める民間療法やおまじないを何かしら知っていると思いますが，病態を考えると理にかなったものもあるので，なかなか馬鹿にできません．

たとえば，水や酢や氷片をゴクッと飲み込むとか，舌を強く引っ張るという方法です．これらを行うことで鼻咽頭刺激によって吃逆が治まる可能性があります．同じく鼻咽頭を刺激するために胃管を挿入する，という方法もあります．息止めをして，動脈血二酸化炭素分圧を上げるのが有効という説もあります．

私が自分でやってみて効果を実感したのは，立った状態で体を前屈させ，上半身が逆さまの姿勢でコップの水を飲むという方法…イメージできますか？これは要するに横隔膜刺激による吃逆の改善を狙っているのです．ただし結構無理な姿勢をとりますし，転倒には要注意です．もっとメジャーなのはワッと言って驚かすという方法だと思いますが，これも本当にビックリさせられたら横隔膜刺激で吃逆が止まるかもしれません．そこまで人を驚かすのは難しいですけどね．

　とはいえ，いずれも有効性は十分に証明されておらず，改善がみられない場合は原因検索と原因治療をしっかり行いましょう．それも難しいようなら，対症療法として薬物療法を検討します．

　かつて推奨されていたのはクロルプロマジンの内服や注射ですが，難点として血圧低下などの副作用がありますので，全身状態のよくない患者の場合は慎重に使用する必要があります．他の選択肢としては，内服可能なら漢方薬(柿蒂湯や芍薬甘草湯)，バクロフェン，メトクロプラミドなどは僅かながら有効性が示唆されているので試してみてもよいかと思います．生命予後が短くて内服も難しい状況なら，(鎮静作用ではなく)筋弛緩作用に期待して少量のミダゾラムやジアゼパムを使うのも選択肢です．

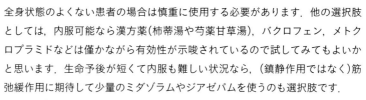

　処方例)
　　・クロルプロマジン　12.5mg/回　吃逆時内服
　　・柿蒂湯または芍薬甘草湯　1包/回　吃逆時内服
　　・バクロフェン　5mg/回　1日3回　内服
　　・ミダゾラム　1mg/回　酸素投与のうえ状態観察しつつ5分ごとに静注

## 文献

1) Kagohashi K, et al：Effect of a traditional herbal medicine, hangekobokuto, on the sensation of a lump in the throat in patients with respiratory disease. Biomed Rep **4**：384-386, 2016
　▷ SLT(咽喉頭異常感症)に対する半夏厚朴湯の効果についてまとめてある文献です．

2) 上園保仁，宮野加奈子：がん悪液質の症状緩和を促す六君子湯―食思促進ペプチドグレリンシグナル作用を通して，日本緩和医療薬学会雑誌 **10**：91-95，2017
　▷ 六君子湯によるグレリン分泌促進の機序について解説されています．

3) Navari RM, et al：Treatment of cancer-related anorexia with olanzapine and megestrol acetate：a randomized trial. Support Care Cancer **18**：951-956, 2010
　▷ がんによる食欲不振に対するオランザピンの効果についてのランダム化試験です．

4) Calsina-Berna A. et al：Treatment of chronic hiccups in cancer patients：a systematic review. J Palliat Med **15**：1142-1150, 2012
　▷ がん患者の難治性吃逆についてのシステマティックレビューです．

# 6-b. 悪液質による食欲不振

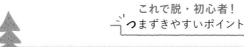

これで脱・初心者！
つまずきやすいポイント

①　悪液質の原因は「がん」だけではありません．目の前の慢性疾患の患者の3分の1は悪液質になる可能性があります．

②　悪液質は進行する病態です．悪液質に早く気づき，早期介入を心がけましょう．

③　ステロイドを処方して終了，ではありません．多職種みんなでmultimodal careに取り組みましょう．

##  悪液質はがんだけではない！

　悪液質は，基礎疾患によって引き起こされ，脂肪量の減少の有無にかかわらず，骨格筋量の減少を特徴とする複合的代謝異常の症候群であると定義されます[1]．たとえば，悪性腫瘍の他にも，慢性心不全，慢性腎不全，自己免疫疾患などの慢性疾患が原因となり，食欲不振に伴う低栄養や慢性炎症，インスリン抵抗性などにより，脂肪組織や骨格筋量は減少します．その結果，体重減少や運動耐久性の低下につながり，生活の質（QOL）と生命予後への悪影響を与えます（図1）．

　悪液質の頻度は，重症度などの要因でも異なるため報告によって多少違いはありますが，悪性腫瘍では28～57%，慢性心不全で16～42%，慢性腎不全で30～60%，慢性閉塞性肺疾患で27～35%，関節リウマチで18～67%，

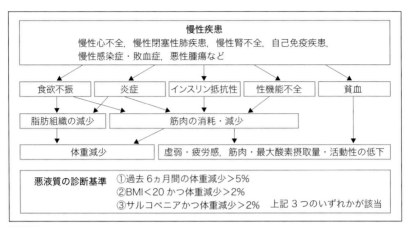

**図1** 悪液質の病態と診断基準

〔Evans WJ, et al：Clin Nutr **27**：793-799, 2008[1]）, Fearon K, et al：
Lancet Oncol **12**：489-495, 2011[4]）より作成〕

HIV/AIDSで10〜35%といわれています[2]．自分が担当する慢性疾患の患者
のうち3人に1人は悪液質になるというざっくりとしたイメージを持っておく
とよいでしょう．本項では，がんに伴う悪液質を中心に記載します．

 ## 悪液質を早期発見・早期介入！

悪液質は顔がやせ細ってガリガリになっているような患者をイメージしま
せんか？ そのイメージは悪液質を通り越して，不可逆的悪液質の状態です．
悪液質は進行する病態です．気づいたときには進行した状態だったり，手を
尽くしても食欲がわかず摂取量が低下し介入したけれど効果が得られなかっ
たりする場面を経験されたことはあるでしょう．早期に悪液質に気づき，予
防できる点や補正できる点への対応を意識することが望まれます．

 ## 悪液質のmultimodal careとは⁉

がん患者の食欲不振に対しステロイドを用いることが多いと思います．ただ，
薬物療法の効果は限定的です．医師一人でできることは限られています．悪液
質を早期発見し，多職種で介入するmultimodal care（図2）で取り組みましょう．

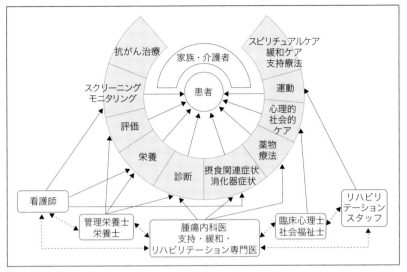

**図2** がん悪液質のmultimodal care

〔Arends J, et al：ESMO Open **6**(3)：100092, 2021[7)]より作成〕

# ［がん悪液質とは何か？］

▶ 病態

　がん悪液質の本態は，全身性慢性炎症に伴う炎症性サイトカインによる骨格筋の減少，脂肪組織の減少，内分泌代謝の障害，そして，食欲不振にあります（図3）．ここでは，がん悪液質の主症状であり，進行がん患者の75〜80％に出現する食欲低下について述べます．まず，食欲は，視床下部外側野にある摂食中枢と，視床下部腹内側核にある満腹中枢により調整されています．食欲促進につながる胃から分泌されるグレリン，食欲抑制につながる脂肪細胞から分泌されるレプチンも知られています．がん悪液質では，炎症性サイトカインが食欲促進系ニューロンを不活化し，食欲抑制系ニューロンを活性化させるのと同時に，レプチン様シグナルの放出を増加しグレリンの分泌を低下させます[3)]．なお，グレリンは，食欲促進の作用だけでなく，抗炎

127

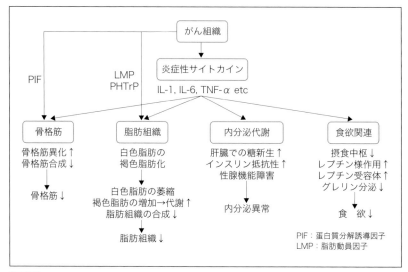

**図3** がん悪液質の機序

症作用，骨格筋分解抑制，インスリン様成長因子(IGF-1)を介した骨格筋蛋白合成の促進，脂肪貯蔵の増加など，がん悪液質の病態を改善させると考えられています．

　がんが根治できない状況であれば，がんの病態に関連する全身性慢性炎症は改善せず，病状の進行により炎症性サイトカインの悪い影響が強く出ます．そのため，がん悪液質は進行する病態であることを忘れてはなりません．

▶ 頻度

　がん悪液質の頻度はがん種により異なり，胃がんと膵がんで80%以上，肺がん，大腸がん，前立腺がんで50%，乳がん，白血病では40%といわれ，終末期ではほぼ全例で認められます[1]．

▶ 分類

　がん悪液質は，Fearsonらにより提唱された前悪液質，悪液質，不可逆的悪液質の3つのステージが知られています(図4)[4]．悪液質には診断基準があ

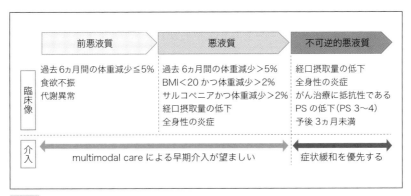

**図4** がん悪液質のステージ分類

〔Fearon K, et al：Lancet Oncol **12**：489-495, 2011[4]より作成〕

り，①過去6ヵ月間の体重減少>5%，②BMI<20かつ体重減少>2%，③サ
ルコペニアかつ体重減少>2%のうち1つを満たすこととされていますが，3
つのステージを明確に線引きできるわけではありません．悪液質は診断基準
を用いることで気づくことはたやすいですが，不可逆的悪液質における「が
ん治療への抵抗性」は明確な基準はなく，「予後予測3ヵ月未満」は生命予後を
正確に言い当てる術はないため，臨床像から判断することになります．

Dr 森田より
　この悪液質の分類は「今臨床で使える区分」というより，研究用にこう
整理したら考えやすいんじゃない？　というものです．将来的には，前
向きに診断できる基準(指標)が定まってくるといいですね．

129

## さらにレベルアップしたい人のために

### ～悪液質と飢餓は何が違うのか？～

　悪液質を勉強すると悪液質と飢餓の違いがわからなくなると思いますのでまとめます.

　悪液質は，代謝異常などにより食べても痩せてしまう状態です．飢餓は，何らかの原因があって食べられなくて痩せてしまう状態です．たとえば，悪心・嘔吐，下痢，倦怠感，口腔粘膜障害，呼吸困難，咳嗽などの身体症状や不眠，不安，抑うつなどの精神症状など，栄養状態に影響を与える症状（nutrition impact symptom：NIS）により食べられなくなる状況です.

　身体への影響を考えてみましょう．悪液質と飢餓の共通点は，体重と脂肪組織の減少です．違う点は，飢餓では，骨格筋や炎症性蛋白の合成は維持され，安静時エネルギー消費量は減少します．「省エネモード」なイメージです．それに対し悪液質は，慢性炎症があるので炎症性蛋白の合成が増加し，さらに安静時エネルギー消費量が増加し，骨格筋量は減少します．「浪費状態」なイメージです.

　そのほか，筋肉量の減少を指すサルコペニア[5]，身体機能や認知機能，精神心理機能の障害により社会的生活が難しい状況になるフレイル，運動に必要な身体の仕組みがうまく働かず身体機能が低下した状況のロコモティブシンドロームという概念があります.

## ［ がん悪液質を早期発見するにはどうしたらいいか？ ］

　がん悪液質による食欲不振への介入の原則は，早期発見・早期介入です．理由は，がん悪液質は進行する病態で，不可逆的悪液質の状態にいたると介入の効果は得られないからです．現時点では，明確なエビデンスは確立していませんが，前悪液質の段階からの介入が推奨されています[4].

　さて，どうすれば早く気づくことができるのでしょうか．そのポイントは，体重減少に注目することです．人によっては，「手術の後や抗がん薬治療中は食事量が減って，体重が減るのは当然でしょ」と思うかもしれません．しかし，体重減少が早期発見の唯一の鍵でもあるため，外来通院中にどの程度体重が変動しているかを確認しましょう．実は，がん悪液質の状態では食べても痩せますので，食欲低下を頼りにがん悪液質に気づくのは難しいでしょう.

　がんが進行するにつれ，がん患者の多くには食欲不振がみられます．その原因はさまざまです(6-aの表1)．坐位中心の生活スタイルは廃用萎縮によって筋肉量を減少させるので，できるだけ運動を行うように促しながら，原因ごとに対応策を講じます[6]．

# 悪液質に立ち向かうためには？
# ～どうやって食欲を改善させるか？～

　薬物療法単独でがん悪液質を改善することは難しく，運動サポートや栄養サポート，心理社会的サポートなどを組み合わせ，多職種による多方面からのサポートで取り組みましょう(図2)．

## ▶ 薬物療法

　エビデンスがあるのはコルチコステロイドとプロゲスチンですが，長期的に使用可能な薬剤はありません．薬剤のメリット・デメリットを勘定しながら，患者に合わせた薬剤の選択が必要になります．

### ❶ コルチコステロイド

　プレドニゾロンやメチルプレドニゾロン，デキサメタゾンをよく使います．抗炎症作用だけではなく，食欲促進物質を活性化し，投与開始2～3日後から効果が発現し，3～4週間で減弱します．食欲改善や食事がとれることの喜びは得られますが，体重増加や生存期間延長にはつながりません[7]．副作用として，睡眠障害，血糖異常，せん妄，消化性潰瘍，易感染性，筋萎縮などがみられます．特に，ステロイドによる筋萎縮をステロイドミオパチーといい，ステロイド使用中のがん患者の60%に生じ，多くは15日以内にみられたとする報告があります[8]．予後数ヵ月以上の患者では，効果時間を考慮すると使用開始は早過ぎ，予後1～2週間以下の患者では，効果が得られず副作用による悪影響を及ぼす可能性があり，使用開始としては遅過ぎます．予後予測を行いながら，コルチコステロイドを導入し，数日～1週間程度使用しても効果が乏しければ中止するほうがよいでしょう．

## 私のプラクティス

### ～コルチコステロイド使用のポイント～

　私は，悪液質の食欲不振には，多くの場合コルチコステロイドを使用します．事前に，食欲不振の原因検索と介入，禁忌の有無の確認，予後予測を忘れずに行います．投与量は，漸増法と漸減法が知られていますが，効果をわかりやすくするために漸減法を好んで行っています．入院中であれば，リンデロン®4mgを静注し，3日程度様子をみて，せん妄などの精神症状が起きないことを確認します．食欲が湧いてきたと実感したり，摂取量が増えたりすれば，同量で継続し，効果が維持できる量まで1mgずつ漸減します．内服できる場合は内服に切り替えて継続し，効果がなければすぐに中止します．

　もともと全身状態が悪い状況にステロイドを使うので，夜間せん妄が生じてしまうこともあります．ご家族には，ステロイドのその他の副作用の説明と同時に，「食欲改善のために使います．心配なのは人によって，せん妄と言う状況になることがあります．その場合はステロイドを中止したり，せん妄への薬を使ったりすることで対応します」と説明します．また，いずれ中止する時期が来ることを合わせて伝えています．

**Column**

### 「ステロイドをやめないで！」

　がん悪液質の食欲不振にステロイドはよく使う薬です．ただし，本文に記載したように，ステロイドは限定的な効果しか得られません．1ヵ月程度使用し，漸減中止を試みることが多いのではないでしょうか．私の場合，ステロイド使用前には，メリット・デメリットを伝えるのと同時に，「1ヵ月程度の効果しか得られないといわれているので，いずれ中止しなければならない時期がきます．そのときはお伝えします」と説明するようにしています．

　ステロイドを漸減・中止するとき，患者・家族より「ステロイドは減らさない（やめないで）でほしい」といわれることがあります．「治療をやめないで」，「点滴をやめないで」といわれることは医療従事者であれば誰しも経験があると思いますが，「ステロイドをやめないで！」といわれたときも同じように考えましょう．つまり，「やめないで！」という気持ちを傾聴しながら，医療従事者も同じ気持ちであることを伝え，患者・家族の気持ちを探索しましょう．探索するのが苦手であれば，「やめることで心配されていること，いやだなと感じた理由，一瞬どんなことが頭によぎったのかなど，教えてください」と素直に尋ねてみましょう．どんな患者・家族でも教えてくれます．話された言葉が少なくても，限られた言葉を拾い上げて，「もしかして，〇〇と思っていたりしますか？」と尋ねることができます．慣れた医療従事者であれば，「ステロイドをやめたら食事しなくなって死んでしまう」，「その薬をやめられてしまったら，私ができることがなくなっちゃう」などと思ってるのだろうと，患者・家族の心境を推察することが容易でしょう．「阿吽の呼吸」でなんとなく理解できるかもしれませんが，言語化することで共通認識になり，より患者・家族との距離が近づくように感じます．患者の病状の段階に応じて「できること」が変わってくるのは事実であり，それを患者・家族へ示していくことも緩和ケアなのだと感じています．

### ❷ プロゲスチン

　プロゲスチンは人工的に合成されたプロゲステロン作用を持つホルモン類似物質で，メドロキシプロゲステロンとメゲストロールがあります．コルチコステロイドと同様で，食欲促進物質を活性化し食欲改善につながります．しかし，生命予後やQOL改善の改善は得られません．体重増加はありますが，脂肪組織と体液貯留による体重増加がみられ，本来増えてほ

しい筋肉などは増加しません．副作用として，浮腫，血栓塞栓症，副腎不全，男性であれば性腺機能低下などがあり，死亡率増加につながる可能性が指摘されています[7]．メリットとデメリットを考慮して使用することになりますが，保険適用はなく，事実上使用しにくい薬剤だと思います．

Dr森田より
エビデンス上はヒスロン®に食欲増加作用があるのはほぼ確実なのですが，血栓症のリスクが上がることもほぼ確実で，かつ，「乳がん」が保険適用なので国内で選択できる場面はほとんどないでしょう．

### ❸ NSAIDs

NSAIDsによる抗炎症作用で全身性慢性炎症の状態を軽減することが期待できます．体重や骨格筋量の回復・維持が示されていますが，エビデンスレベルは低く，長期的投与のリスクがあります[7]．NSAIDsの場合，鎮痛薬として使用する場面がほとんどであり，悪液質の食欲低下に対して使う場面はないでしょう．

### ❹ エイコサペンタエン酸

エイコサペンタエン酸はn-3脂肪酸の一種です．がん治療中に2.2g/日以上摂取することで食欲の改善，体重と筋肉量の維持が可能という報告があります[9]．しかし，研究により有効性評価が異なり，十分なエビデンスがないのも事実です．

### ❺ エノボサーム

エノボサームは，選択的アンドロゲン受容体モジュレーター(SARM)で，骨格筋や骨のアンドロゲン受容体に選択的に作用することで骨格筋量を維持・増強することが示唆されています[7]．食欲の改善や身体機能の改善については一貫した見解がありません．

### ⑥ グレリン受容体アゴニスト（アナモレリン）

　成長ホルモン放出促進因子受容体タイプ1aに作用することで成長ホルモンの放出が促進され，視床下部で食欲を向上させます．成長ホルモンは，肝臓からIGF-1を分泌させて，筋合成を促進することで筋肉量と体重の増加につながります．ただ，筋肉量が増えるだけなので，薬剤だけでは身体機能の改善にはつながりません．近年，運動療法と併用することで身体機能の改善が得られたという報告も散見されるようになり，注目されている新薬です．ただし，適応や投薬のタイミング，相互作用で注意が必要です．執筆時点での適応は，非小細胞肺がん，胃がん，膵臓がん，大腸がんに限られます．食事の影響を受けやすいので空腹時投与が基本です．薬剤の特性上，ナトリウムチャネル阻害作用を持つため，心刺激伝導系に抑制的に作用することやCYP3A4代謝を受けることなどから併用薬剤には注意する必要があります．クラリスロマイシンや抗真菌薬（イトラコナゾール，ボリコナゾールなど）は併用禁忌，抗不整脈薬（ピルシカイニドなど），β遮断薬（アテノロールなど）などは併用に注意する必要があります．

▶ 非薬物療法

### ❶ 運動サポート

　高齢者の入院では1日ごとに筋力が5%ずつ低下します．どの年代の患者も入院したら「体力が落ちた」，「筋肉が細くなった」といっている様子をみたことがあると思います．確かに，急性期疾患による筋肉の異化の影響はあります．それ以外にも，入院環境では日常生活よりもベッドに寝ている時間が長く，運動量の減少が筋力低下につながっているのも事実です．患者によっては，がん治療がきつくて横になっていることがあるでしょう．疼痛や呼吸困難などの症状のために動けずじっとしていることもあるでしょう．医師としてできることは，症状緩和を行いつつ，また，坐位保持や決まった時間に体操をする，屋外で散歩するなど，できるだけ横になる時間を短くする対策を講じます．ただし，医師一人では，どのような体操がよいかわからないことも多いと思います．その場合はリハビリテーショ

ンスタッフにお願いするとよいでしょう．入院中に，自宅でもできる体操などを患者に教えてくれることもあります．

「体を動かしましょう〜」と伝えてもなかなか実践してくれない患者もいます．私の場合，入院中であれば，リハビリ室に行き，リハビリに取り組んでいる様子をみて感じたこと(たとえば，「こんなに動けるように練習していたのですね」など)を伝えたり，毎日の診察の一部としていっしょに病棟内を歩いたりしています．患者にとってはモチベーションにつながるように感じます．いっしょに歩行すると，どのように起き上がるか，歩幅はどうか，歩行の安定性はどうか，杖歩行か伝い歩きか，どれくらい支える必要があるか，などをリアルに体感することができます．家族に説明するときも，自分が行ったことをそのまま伝えることができ，リハビリテーションスタッフとの情報共有では，イメージしやすく理解も深まるでしょう．もし，歩行できないのであれば，車いすに乗ってぐるーっと病棟を回ったり，中庭があれば中庭に行って会話したりすることも，ベッドから離れる時間を作ることができますし，患者の気分転換にもつながるように感じています．注意点は，患者のそのときどきの気持ちに合わせた介入をすることです．患者ごとに，どの程度グイグイ迫ってよいかも異なります．少しずつ試しながら，いい塩梅をみつけていきましょう．

### ❷ 栄養サポート

現時点では，前悪液質の段階から適切な栄養サポートを行うことで，栄養不良の進行を遅らせることができると考えられています．特に，がん患者が抱えている食に関係する問題を解決するために，栄養士や管理栄養士がサポートする栄養カウンセリングの有効性が示されています．ESPENのガイドラインによれば，前悪液質から悪液質の状況では，できるだけ栄養補助食品などの経口栄養を中心に行い，一日必要量に足りなければ経腸栄養で補充し，それでも充足できない場合は静脈栄養を考慮するとされています[10]．不可逆的悪液質まで進行すると，積極的な栄養投与でも悪液質の緩和にはつながりません．栄養投与経路を踏まえた栄養管理について見直す必要があります．

理想は，がん診断時から栄養士・管理栄養士の栄養サポートを受け，経

口からの栄養補充を充足するために食事内容の工夫，補助食品の併用など
を行うことです．自己購入できる補助食品も多く，患者自身に合うものを
選択しやすいでしょう．ただ，金銭的負担が生じることは念頭に置く必要
があります．

　また，がん患者といっても，高血圧症や糖尿病などの慢性疾患を併存し
ていることがあります．血圧管理のために減塩食，血糖管理のためにカロ
リー制限，などを行っているかもしれません．食事摂取量が低下した時期
には，これまで行ってきた食事制限を解除することも有効な場合がありま
す．味が濃い食べ物，甘い食べ物はおいしいものです．そのときの患者の
嗜好はまちまちですが，食事制限しているがゆえに好きなように食べ物が
摂取できない状況はなるべくつくらないようにしましょう．

> Dr 森田より
> 　栄養補助食品はいろいろありますが，なかなか続かない理由として，
> 「甘い」「飽きる」があると思います．甘くないやつとしては，麦茶味のう
> けが比較的いい気がしますが僕だけかもしれません．

## Column

### 「唐揚げ事件!?」

　がん患者が食べたいものがあるといったときに，皆さんだったらどう対応し
ますか？　多くの場合，家族に持ってきてもらったり，似たような食べ物が病
院で準備できるならそれを提供したりするでしょう．緩和ケア病棟によっては，
特別に準備できる料理メニューから患者に選んでもらって，その料理を準備す
るところもあるでしょう．

　最近経験した事件について書きます．肝細胞がんステージ4のADLはほぼ自
立した方で，病状の進行とともに食事量が減少していた患者がいました．患者
は「食欲はないけど，唐揚げが食べたいね．そんなに唐揚げなんて食べないん
だけど，なぜか食べたいって思ってるの」とリハビリ中に話していました．担当
リハビリテーションスタッフは緩和ケアチーム（PCT）の一員でした．少しでも多
く食事を摂ってもらうために栄養士，病棟看護師にも相談し，担当リハビリテー
ションスタッフが唐揚げを買ってきて病棟に届けることで話がまとまりました．

私がこの話を聞いたのは，PCTのカンファレンスで，まさに唐揚げ購入当日でした．PCTの看護師より「唐揚げは匂いが強いから，大部屋の他の患者さんにも配慮が必要．ちょっと工夫が必要ね．病院のお皿を使ってわたすとか，病棟内の小さな説明室に患者さんを呼んで内緒で食べてもらう，とかかな…」，栄養士より「唐揚げだから火は通っていると思うけど食中毒などの観点から，食事したものはしばらく保存する必要があります」などの話があり，よりよい方法をとれるよう作戦変更して唐揚げを患者に届けました．患者は嬉しそうに「おいしい！こんなにおいしく食べたのは久しぶり！」と普段よりも多く摂取できたそうです．個人的には嬉しいエピソードでした．…が，その後，病棟看護師から「匂いが強い」，「他の患者さんへの配慮はどうなの？」，「栄養士は何といってるの？」などの否定的な意見があったそうです．

　PCTでの振り返りでは，「あれ？　病棟看護師もOKだったのでは？」という思いが渦巻いていました．末期のがん患者だから特別扱いしたわけではなく，「食べたい」という思いに応えたい担当リハビリテーションスタッフができる工夫をして行動し，患者の喜びにつながった出来事です．どの職種も「患者のために尽くしたい」という気持ちは変わりません．PCTには医師，看護師，リハ，栄養士らの多職種がいますので，多方面からの考えを取り込み，作戦を考え，共有して，その患者にかかわるすべての職種にある程度の「納得感」が形成できれば，今回の事件はみんなハッピーな出来事になったのだろうと思います．

### ❸ 心理社会的サポート

　皆さんは，患者が「こんなにやせ細ってしまった」といっていることを耳にしたことがあると思います．患者は，痩せていく筋肉，肋骨がみえる身体を見て死の恐怖を感じ，食べられないことに苦痛を感じています．家族は，食べられるように工夫しているけど食べてくれないことに苦悩します．ときに，患者は食べたいから食べるのではなく，家族を安心させるために無理して食べ，家族は食事を断られると責任感を感じたり患者を非難して自責の念にとらわれたりします．このように，患者と家族が衝突することで苦悩を増強させてしまってることがあります．

　がん悪液質が進行性の病態であることや，進行すると不可逆的な変化に陥ることなど，患者や家族にとってつらい真実を説明せずにいると，患者

や家族は前述のような感情を抱きながら負のスパイラルに陥ります．医療従事者が，適切なタイミングで悪液質のメカニズムを説明するだけでも，患者家族の心理社会的苦痛を軽減することができます[7]．もし，患者や家族が抑うつ状態に陥っている状況であれば，精神科医や心療内科医，臨床心理士らに相談するほうがよいでしょう．

 **私の失敗談**

### ～患者だけでなく家族にも寄り添えていますか？～

がん患者だけでなく非がん患者でも，「食欲がない」といわれることがあります．医療従事者であれば，「食事が摂れない」問題に携わることがあるはずです．ちょっと失敗したなと思った経験を紹介します．

ある日の外来での出来事です．患者は，「味もしないし，食べる気が起きないし，どうしても食べられない．食べようとしているけど入らない．それなのに，家族は食べろ，食べろというから苦しい」と話していました．もちろん，それまでの外来では食欲促進につながるような工夫をしていました（していたつもりです）が，有効な手段がなかった状況です．患者の苦痛を多少なりとも理解できたなと思ったので，「食欲がないときに食べろといわれても進まないですよね…」と伝えました．しかし，同席していた家族は，「それでも食べないといけません．外来では食べようと努力しているようにいうけどそんなことないです．先生がこの人の味方になる言葉をいうから，食べないんです」とびしっ！といわれたことがあります．家族にとって，私の言葉は患者を擁護する言葉に聞こえ，家族としてはいい気分にはならなかったのでしょう．のちのち伺った話ですが，家族は毎食様々な工夫をして，少しでも食べてもらおうと努力されていたそうです．どんなに工夫しても食べてくれない状況が続き，何もできない自分に対する悲しみと悔しさと無力さを感じていたそうです．そういうバックグラウンドを知らずに，知らず知らずのうちに患者にとって聞こえのよい話をしてしまっていたのだな，と反省しました．それからは，「○○さん，食べようと努力されているのですね．ちょっとでも食べることができたみたいですね．たぶん，いっしょに暮らされている△△さんの工夫と愛情の効果ですね」などと，患者と家族ともに支えるような言葉を同時に伝えるよう気にかけています．この本を読まれている皆さんなりのよい言葉かけを探してみてください．

Dr 森田より
食べる食べないに関する患者と家族の葛藤は、"food battle"といわれ、
文化を越えてみられる現象です。食べるという行為が、ただ栄養を摂
取するという意味だけでなく、生命の象徴としての意味を持っていると
いうことですね。

## 文献

1) Evan WJ, et al：Cachexia：a new definition. Clin Nutr **27**：793-799, 2008
　▷ 悪液質を定義した論文です。

2) Farkas J, et al：Cachexia as a major public health problem：frequent, costly, and deadly. J Cachexia Sarcopenia Muscle **4**：173-178, 2013
　▷ 悪液質の頻度について言及している文献です。

3) 天野晃滋：食欲不振・悪液質症候群．専門家をめざす人のための緩和医療学，第2版，日本緩和医療学会（編），南江堂，第2版，p.96-102, 2019
　▷ 緩和医療に携わる医療者のバイブル！

4) Fearon K, et al：Definition and classification of cancer cachexia：an international consensus. Lancet Oncol **12**：489-495, 2011
　▷ がん悪液質の定義や介入についての論文です。

5) 葛谷雅文：サルコペニアの診断・病態・治療．日老医誌 **52**：343-349, 2015
　▷ サルコペニアの診断や病態がまとまっています。

6) 武田文和（監修）：消化器の症状マネジメント．トワイクロス先生のがん患者の症状マネジメント，第2版，医学書院，p.81, 2014
　▷ 緩和ケアで困ったときに必ず助けになる一冊。

7) Arends J, et al：Cancer cachexia in adult patients：ESMO Clinical Practice Guidelines. ESMO Open **6**（3）：100092, 2021
　▷ がん悪液質に関するガイドラインです。知りたいことのほとんどがここに記載しています。とりあえず悪液質全体的に知りたい、と思う方は、このガイドラインを参照してください。

8) Batchelor TT, et al：Steroid myopathy in cancer patients. Neurology **48**：1234-1238, 1997
　▷ 小規模の研究にはなりますが、がん患者におけるステロイドミオパチーに関する論文です。

9) Murphy RA, et al：Influence of eicosapentaenoic acid supplementation on lean body mass in cancer cachexia. Br J Cancer **105**：1469-1473, 2011
　▷ 化学療法中にEPAを摂取することで体重や筋肉量の維持ができるだろうという報告。

10) Muscaritoli M, et al：ESPEN practical guideline：Clinical Nutrition in cancer. Clin Nutr **40**：2898-2913, 2021
　▷ がん患者における栄養に関して全般的に記載されているガイドラインです。

# 7. 終末期の患者への 輸液と栄養

① 経口摂取困難な終末期の患者に，輸液・経腸栄養を漫然と行っていませんか？　輸液・経腸栄養を行うべきか否かを検討しましょう．

② 輸液・栄養の量や種類を，患者個々の状態に応じて検討していますか？　患者ごとに目的・ゴールを考えましょう．

③ 輸液や経腸栄養について，患者や家族と十分にコミュニケーションを取りましょう．

## ① 経口摂取困難な終末期の患者に，輸液・経腸栄養を漫然と行わない

　前項(6-a，6-b)では患者が可能な限り口から食事を摂るにはどうすればよいかを書きましたが，あらゆる手を尽くしても食べたり飲んだりできない場合，どうすればよいでしょうか．もしかして，「食べられないなら輸液(経静脈栄養)や経腸栄養をするのが当たり前！」と思っていないでしょうか？

　言うまでもないことですが，輸液も経腸栄養も医療行為ですから，望ましい作用だけでなく，望ましくない副作用を患者にもたらしてしまうこともあります．ですから，**「飲めない・食べられない＝輸液や経腸栄養を行うもの」と短絡的に考えてはいけません**．

　反対に，「終末期の患者には輸液や経腸栄養をしてはいけない！」と決めつけてしまうのもよくありません．昨今の研究では，終末期であっても状況に

よっては輸液を行ったほうがよい(かもしれない)という可能性が示されるようになってきました.

　結局は「状況による」のですが，本項では輸液や経腸栄養をする／しないといった判断をするために，具体的にどのようなポイントがあるのかを解説したいと思います.

## 2 輸液・栄養の量や種類を，患者個々の状態に応じて検討する

　輸液や経腸栄養はどんな診療科でも行うことのある基本的な医療行為ですが，医学生時代や研修医時代に輸液・栄養について系統的に学んだ，という人は結構少ないのではないでしょうか.

　おそらく多くの医師は，先輩に指導してもらいながら経験を重ねるうちに輸液の「勘どころ」をつかんでいくのではないかと思います. もちろんそれでもよいのですが，**終末期の患者に輸液をするときには特別な配慮が必要なことを知っておかないと，輸液による害を患者に与えてしまうことがあります.**

　たとえば，がん終末期の患者は概して低アルブミン血症が進んでいるのに加えて，腫瘍が産生する炎症サイトカインによって全身の血管透過性低下をきたしています. そのような状態の患者に，手術や検査のために一時的に食止めしている患者と同じ感覚で輸液し続けると，どうなるでしょうか. おそらく投与した水分は血管外にどんどん漏れ出し，患者の手足は浮腫み，痰が増えて溺れるような呼吸になることでしょう.

　言い換えれば，終末期の患者に対する輸液は合併症に注意が必要で，そのぶん個別性が高いといえます. そういった特徴を踏まえて，終末期の患者に輸液する場合の投与経路，投与量，製剤選びなどをどうすればよいのか，考えなければいけません.

> Dr 森田より
> 　血管内の水分がthird spaceに逃げるかどうかを決める変数については，スターリングの法則が念頭にあるとよいですね. つまり，静水圧(点滴の量)，膠質浸透圧(アルブミン)，細胞膜の透過性(CRPを指標にしてもまあよいでしょう)です. このいずれかが破綻していると浮腫が生じます. 静水圧だけでもないことに注意が必要です.

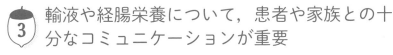

### 輸液や経腸栄養について，患者や家族との十分なコミュニケーションが重要

　終末期の患者に輸液や経腸栄養を行うにしても，行わないにしても，患者や家族とのコミュニケーションは非常に重要です．

　たとえば，患者や家族は輸液を「食事の代わり」だと思っているかもしれません．そうなると，医療者が総合的に判断して輸液を行わなかったとしても，「どうして点滴すらしてくれないんですか！」「飢え死にさせるつもりですか！」といわれてしまうかもしれません．急変時には無理な延命をしなくてよい，といっていた患者や家族も「点滴くらいはしてほしかった…」と後から言い出すかもしれません．

　そういった行き違いを避けるためにも，コミュニケーションは重要です．特に患者が亡くなることがほぼ確定的な終末期医療においては，患者が亡くなったあとにわだかまりや後悔を極力残さないためにも，丁寧なコミュニケーションを心がけるようにしましょう．

> **Dr 森田より**
> 　ごく少量(たとえば250 mL)の補液をすることに意味があるのか？は長年謎でありましたが，最近のアジアのコホート研究で，250 mLくらいの輸液が入っている患者で最も精神的にも安定していたという大規模コホートの結果があります．「だから250 mLしたほうがよい」ということではなく，患者やご家族の気持ちを聞いた結果少し輸液するという選択もあってよいということでしょうね．
> ・Wu CY, et al : Cancer **128** : 1699-1708, 2022

## ［輸液・経腸栄養を始める前に考えるべきこと］

▶ 終末期の患者に輸液を行う？ 行わない？

　最初に，終末期の輸液・経腸栄養の流れを示しておきます(図1)が，まずは，そもそも輸液・経腸栄養を行うべきか否かについて考えてみましょう．終末期の患者に経腸栄養を行うべきかどうかについてはエビデンスやガイド

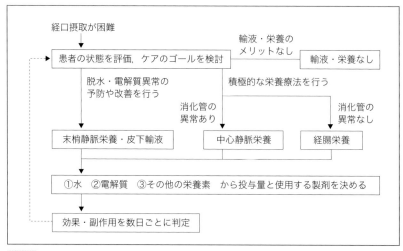

図1　終末期の輸液・経腸栄養の流れ

ラインはあまりないのですが，輸液に関しては2013年に日本緩和医療学会が
『終末期がん患者の輸液療法に関するガイドライン』を発行しています．その
ガイドラインの一文には，**「輸液は，個々の患者の状況に応じたものでなくて
はならない．すなわち，『輸液をする』『輸液をしない』といった一律的な治療
は支持しない」**とあり，これが終末期の輸液のキーポイントだと個人的には思
います．

　では，具体的にどのような状況で輸液を行えばよいでしょうか．ガイドラ
インでは，performance status（PS）がよくて消化管閉塞のために経口摂取が
できない場合，または，急性の脱水状態，薬剤などによる（終末期の不可逆
的なものでない）せん妄を呈する場合などには，輸液によるQOL改善や症状
改善が期待できるとしています．また，生命予後が2〜3ヵ月以上の患者であ
れば輸液は生命予後の維持・改善に有効という報告もあります．

　反対に，PSが低下している，または消化管閉塞以外の原因のために経口
摂取ができない場合には，輸液だけではQOL改善はあまり期待できないよう
です．また，生命予後が週単位と予測される患者においては，輸液の有無に
よる明らかな予後改善効果はなかったと報告されています．

　以上をまとめると，輸液によるメリットが期待されるのは，表1のような状
況だといえるでしょう．ただし輸液のメリットがあるだろうと思われる状況

**表1** 終末期の輸液の適応

**輸液によるメリットが期待される状況**

・生命予後が少なくとも月単位以上と予測される
・PS 1〜2と比較的良好だが,消化管閉塞などのため経口摂取が困難
・脱水がみられる
・せん妄がみられる(※終末期の不可逆的なせん妄を除く)

**輸液によるメリットが期待できない/デメリットが生じうる状況**

・生命予後が週単位以下と予測される
・PS 3〜4と不良で,消化管閉塞以外の原因のために経口摂取が困難
・胸水,腹水,浮腫,気道分泌亢進などによる苦痛がすでにみられる
・口渇がみられる(輸液による改善は見込めない)

〔日本緩和医療学会 緩和医療ガイドライン委員会(編):終末期がん患者の輸液療法に関する
ガイドライン2013年版,金原出版,2013を参考に作成〕

であっても,望ましい効果が得られているか,体液貯留症状(胸腹水・浮腫・気道分泌亢進など)が生じていないかなどを数日おきに判定し,**漫然と続けないことが非常に重要**です.

▶ 患者の状態や希望に応じた,目的・ゴールを考える

もうひとつ大事なのは,**輸液・経腸栄養を行う目的は何なのか,どんなゴールを目指すのか**,という明確な意図を持つことだと思います.

目的やゴールを定めるためには,消化管の異常(狭窄・閉塞・出血・腸炎)や体液貯留症状,検査値の異常(BUN/Cr比開大・電解質異常・高血糖・低血糖など)がないか,生命予後がどのくらいと予想されるかなどを把握する必要があります.そういった医学的状況に加えて,患者や家族がどのような意向を持っているかも確認しましょう.

それらを踏まえて,①脱水などによる症状を改善する,②生命維持のために最低限必要な水分・電解質を補充する,③長期予後を見込んで積極的な栄養管理を行う,④必要な薬剤の投与経路を確保する,⑤患者や家族の意向を尊重して可能なかぎり輸液・栄養を続ける…といった具体的な目的を考えます.こういった**目的がみつからないようであれば,輸液・栄養は思い切って投与しないほうがメリットを見込めるかもしれません**.

# ［水分・栄養の投与経路を考える］

　経口摂取が困難な場合の水分・栄養の投与経路について考えてみましょう（表2）.

　まずは**経腸栄養**です. その名の通り腸から水分や栄養を吸収する方法で, 代表的なものは経鼻胃管を挿入する経鼻法や, 胃瘻・腸瘻を作って栄養を投与する経瘻孔法があります.

　もうひとつは, **経静脈栄養**です. これは静脈を介して栄養補給を行うという意味で, 四肢などの末梢静脈を用いる**末梢静脈栄養**と, 長いカテーテルの先端を太い静脈まで挿入して行う**中心静脈栄養**に分かれます.

　経静脈栄養と輸液はほぼ同じ意味なのですが, 本項では最初からあえて経静脈栄養とはいわず「輸液」という言葉を使っていたことにお気づきでしょうか. その理由は, 終末期に輸液をするのは必ずしも栄養を補うことが目的ではないからです.

　そもそも, 末梢静脈からの輸液では十分なカロリーや各種栄養素を補うことは困難です. 中長期的にしっかりと栄養管理をしたいなら, 中心静脈栄養や経腸栄養を行わないといけません. ただし中心静脈栄養はカテーテル挿入手技による苦痛やリスクを伴いますし, 感染や閉塞などのリスクも伴います. 一方の経腸栄養も, 経鼻胃管の留置は想像しただけでもキツそうですし, 胃瘻造設の手技もなかなか侵襲的です.

**表2**　各投与経路のメリットとデメリット

| 投与経路 | | メリット | デメリット |
|---|---|---|---|
| 経腸栄養 | 経鼻法 | 消化管機能を維持できる<br>管理が比較的簡便 | 挿入・留置の苦痛が強い<br>長期留置は困難 |
| | 経瘻孔法 | 消化管機能を維持できる<br>管理が比較的簡便<br>長期留置が可能 | 瘻孔造設手技は侵襲的 |
| 経静脈栄養<br>（輸液） | 末梢静脈栄養 | 穿刺が簡便<br>管理が比較的簡便 | 静脈路確保が時折困難<br>積極的な栄養管理は困難 |
| | 中心静脈栄養 | 長期に安定して静脈路が確保<br>できる | カテ挿入手技は侵襲的<br>管理がやや煩雑 |
| 皮下輸液 | | 最も侵襲が少ない<br>管理も簡便 | 積極的な栄養管理は困難<br>（ほぼ水・電解質のみ） |

栄養さえしっかり補っていれば長期予後が見込める，という状況であれば，中心静脈栄養や胃瘻造設なども選択肢となると思います．しかし**生命予後が長くないと予想されるなら，「水分・電解質だけ補えればよい」と割り切って，末梢静脈からの輸液を選択してもよいかと思います．**

ただ，水分と電解質だけ補えばよいのなら，**皮下輸液**という便利な方法もあります．輸液以外に静注すべき薬剤がなければ，穿刺などの負担が少ない皮下輸液を選択したほうが患者に与える負担は少なくて済むかもしれません．

 さらにレベルアップしたい人のために

### 「知ると便利な皮下輸液」

皮下輸液はその名のとおり，静脈ではなく皮下に輸液を行う方法を指します．穿刺場所は皮膚があればどこでも構いません．四肢でなくても，胸や腹，背中でもよいです．固定しやすく邪魔にならない場所がよいかと思います．

私の場合，針は24Gの静脈留置針を使用します．穿刺の方法は皮下注と同じように，皮膚をつまんで皮膚面から30°ほど角度をつけて針を刺し，外筒を残して内針を抜き，あとは通常の点滴のルートにつなぐだけです．怖がって針の角度を浅くし過ぎると皮内注になるし，直角近く立てて刺すと筋注になりますが（どちらも輸液し始めると患者が痛がるのですぐわかると思います），基本的に百発百中で成功すると思います．静脈路を確保しようとブスブス針を刺しながら，おかしいな…血管が逃げたかな…静脈弁があったかな…とか呟く気まずい時間とは，これでおさらばです．

ただし皮下輸液に使える輸液製剤には条件があって，浸透圧比が1前後，つまり細胞外液とほぼ同じ浸透圧のものに限られます．具体的には，生理食塩液，リンゲル液，1号液（開始液），3号液（維持液），5%ブドウ糖液などです．5〜10%の糖を含む糖加リンゲル液や高濃度糖加維持液などは浸透圧が高いので，投与できません．あくまで「皮下輸液は水分と電解質だけを補うもの」と割り切ったほうがよいかもしれません．

輸液速度は60mL/時以下，量は1,000mL/日以下が目安です．1日1,500mLまでいけるという説もありますが，ときどきひどく浮腫むことがあるので勧めません…というか，終末期の患者にそこまでの量の輸液を入れる必要がそもそも無いかと思われます．

留置針の交換も，基本的に7日間に1回でよいとされています．刺入部を毎日確認し，もし発赤や痛みなど異常があれば，早めに交換してください．

## ［輸液の量と種類を決める］

　輸液によるメリットが期待され，「さぁ輸液をするぞ！」となった場合，ど
んな輸液をどのくらい投与すればよいでしょうか．考え方は色々あると思い
ますが，極論，①水分量⇒②電解質⇒③その他の栄養素，と優先順位をつけ
て考えるとよいと思います．

### ▶ 水分量

　まずは輸液を1日に何mL投与するか，ということから考えたいと思いま
す．少な過ぎると脱水の改善などの効果が得られませんが，多過ぎると先述
のように合併症として体液貯留などによる苦痛が生じてしまいます．
　『終末期がん患者の輸液療法に関するガイドライン』を参考にすると，適正
な輸液量は表3のようになります．少し煩雑ですが，ざっくりいうと**生命予
後が1ヵ月以上あるだろうと思われる患者には，1日1,000mL以下の輸液か
ら始めるとよいのではないか**，ということになります．もちろん患者の体格
や年齢によって適正な輸液量は変わるので，小柄な高齢者であれば1日
500mL以下にするといったような調整が必要です．
　ただ，重要なのはそこから先です．繰り返し書いているように，漫然と同
じ量で投与し続けると水分が徐々に貯留していく可能性もありますし，患者
の状態が変わって急に浮腫や気道分泌亢進が起こる可能性もあります．つま
り，**定期的なモニタリングを行う必要がある**ということです．
　ちなみに，経腸栄養でも同じように考えることができます．たとえば1mL
あたり1kcalの経腸栄養剤で1日1,200kcalを投与しようとすると，それだ

表3 終末期における輸液量の推奨

| 輸液の目的 | 患者の状態 | 推奨される輸液量(カッコ内は推奨度) |
|---|---|---|
| 総合的QOLの改善 | 生命予後1ヵ月程度<br>経口摂取困難, PS 1〜2 | ①500〜1,000mL/日の中カロリー輸液<br>（1C）<br>②1,000〜1,500mL/日の高カロリー輸液（2C） |
| | 生命予後1〜2週<br>経口摂取困難, PS 3〜4 | ①1,000mL/日を超える中カロリー輸液は行わない（1C）<br>②高カロリー輸液は行わない（1C） |
| 生命予後の延長 | 生命予後1ヵ月程度<br>経口摂取困難, PS 1〜2<br>体液貯留症状がない | 1,000〜1,500mL/日の中・高カロリー輸液（2C） |
| | 生命予後1ヵ月程度<br>経口摂取困難, PS 3〜4<br>体液貯留症状がある | 500〜1,000mL/日の中カロリー輸液（1C） |
| | 生命予後1ヵ月未満<br>経口摂取可能だが量は著しく減少 | 輸液は行わない（1B） |
| | 不可逆性の臓器不全により<br>生命予後1週間以下 | 輸液は行わない（1C） |

〔日本緩和医療学会 緩和医療ガイドライン委員会(編)：終末期がん患者の輸液療法に関する
ガイドライン 2013年版, 金原出版, 2013を参考に作成〕

けでも1日1,200mL, さらに100mLの白湯を1日3回追加すると, 1日
1,500mL弱の水分量となります. これはそれなりに多いので, 患者の状態を
みながら, 経腸栄養剤の種類や量, そして白湯の量も調整したほうがよいか
と思います.

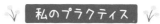

私のプラクティス

〜輸液量のモニタリング〜

輸液量が適正かどうかを評価する指標をいくつかあげてみましょう.

まず輸液が過剰である場合のわかりやすい指標は, 浮腫と気道分泌の亢進
です. 浮腫は基本的に下肢に生じやすいものですが, 寝たきりの患者の場合,
重力に従って腰背部や手指に浮腫が生じることもよくあります. 輸液している
患者を診察するときは必ず下肢も診ること, 寝たきりの患者の場合は仙骨や棘
突起が触れにくくないか診ることなどをルーティンに行うようにするとよいと
思います. 気道分泌の亢進は, 痰が多いとか, 呼吸する際にゴロゴロと音が

するといった症状としてみられ，死が差し迫った状況では「死前喘鳴」という呼ばれ方もします．こういった症状がみられたら，輸液は患者に苦痛を与えるデメリットのほうが大きくなってしまっていると考え，患者や家族に説明のうえ中止してしまったほうがよいでしょう．

　一方で，輸液が足りないと判断するのは案外難しかったりします．舌・口腔粘膜の乾燥や皮膚ツルゴールの低下といった脱水の所見がありますが，確実な指標とまではいえません．採血で血清尿素窒素／クレアチニン比（BUN/Cr比）の開大なども参考値としては使えますが，これもあくまで参考です．実践としては，輸液を始めても期待したような効果が得られず，かつ前述のような体液貯留による症状がみられなければ，慎重に輸液量を増やしてみるという方法が妥当かと思います．

Dr 森田より
　筆者はANP/BNPが測れるようになった初期に，BNPやレニンが終末期の輸液の指標になるかどうかを調べたことがあります．しかし，ほとんどの患者さんで，BNP低値，レニン高値（血管内脱水）であり，臨床判断の指標は身体所見のほうが適切でした．
・Morita T, et al：Fluid status of terminally ill cancer patients with intestinal obstruction：an exploratory observational study. Support Care Cancer **10**：474-479, 2002.

▶ 電解質

　輸液を行う際，重要なのに忘れられてしまいがちなのが「電解質をどのくらい補充するのか」という点です．

　輸液製剤を選択する際は最低限，ナトリウムとカリウムの含有量を考慮する必要があります．製品によって含有量は少しずつ違うのですが，大まかに表4にまとめてみました．注目してほしいのは，ビタミン含有末梢輸液製剤（ビーフリード®など）や高カロリー輸液製剤は，3号液をベースにつくられているため，ナトリウムが少なくカリウムが多いだということです．さらにいえば，経腸栄養剤も電解質のバランスは3号液に近いものが多く，同じようにナトリウム少なめ・カリウム多めです．そのため，**投与する際には低ナトリウム血症や高カリウム血症などの電解質異常を助長しないか注意する必要があります**．

**表4** 各種輸液製剤と電解質の含有量

| | ナトリウム | カリウム | 皮下投与 |
|---|---|---|---|
| 生理食塩液 | 多い | なし | 可 |
| 乳酸/酢酸リンゲル液 | 多い | 少ない | 可 |
| 糖加リンゲル液 | 多い | 少ない | 不可 |
| 5%ブドウ糖液 | なし | なし | 可 |
| 1号液 | 中等量 | なし | 可 |
| 3号液 | 少ない | 多い | 可 |
| ビタミン含有末梢輸液 | 少ない | 多い | 不可 |
| 高カロリー輸液 | 少ない | 多い | 不可 |

　私の場合，採血が患者にとって大きな苦痛とならない限り，輸液を行う前には必ず採血を行って電解質を確認することにしています．その結果をみて輸液製剤を選び，場合によっては塩化ナトリウム製剤や塩化カリウム製剤を輸液に混注して使用します．どの電解質が何mEq必要かといった細かい計算までは行っていませんが，少なくとも電解質異常を輸液によって悪化させないようには気をつけています．

**Column**

### 電解質，ちゃんと見てますか？　よくある落とし穴

　電解質異常は進行がんなどの全身疾患でしばしばみられます．このColumnでは，よくある電解質異常の落とし穴をいくつかご紹介していきましょう．
＜高カロリー輸液の罠＞
　これは本文でも触れていますが，患者が食事を摂れていないとき，「できるだけ高カロリーで，様々な栄養素が入った輸液を！」と考えて，ビタミン含有末梢輸液製剤（ビーフリード®など）や高カロリー輸液製剤を入れ続け，いつのまにか低ナトリウム血症・高カリウム血症になってしまった…というケースがよくみられます．
　高カリウム血症はいうまでもなく致死的不整脈の原因になりうるので，みつけたら「これはヤバい！」となりやすいのですが，案外スルーされがちなのが低ナトリウム血症です．低ナトリウム血症は心不全や肝硬変など多種多様な原因で生じるcommonな病態ですが，がん患者でも高頻度に低ナトリウム血症がみられま

す．130mEq/L以上のときは無症候のことが多いですが，人によってはそれくらい
の値でも倦怠感や食欲不振，悪心・嘔吐などの消化器症状を呈し，130mEq/L未
満になると意識障害やせん妄などの中枢神経症状が生じる可能性も出てきます．

　低ナトリウム血症の治療はシンプルで，とにかくナトリウムの補充です．輸
液で補正するならば濃度3%以下の食塩水などでゆっくり補正しましょう．経口
摂取できそうなら，塩化ナトリウムを内服するという方法もありますが，塩辛く
てマズいと敬遠されがちなので，塩分を多く含む食品(梅干し，漬物など)を摂
取するようにしたらよいかと思います．

　高カリウム血症の補正は，陽イオン交換樹脂製剤，グルコース・インスリン
(GI)療法，利尿薬など様々な方法があります．患者の状態や意向に沿って，治
療法を選択してください．

＜カルシウムの異常を見逃していた！＞

　ナトリウムやカリウムは採血をするときルーティンで調べることが多いと思
いますが，意外と抜けがちなのがカルシウムです．そもそも採血のセットに入っ
ていなくて測っていなかった，ということもありますし，調べていたとしても見
逃されてしまうことがあります．なぜなら，がんなどの慢性・進行性の疾患で
はしばしば低アルブミン血症となるため，アルブミンと結合したカルシウムが
減り，見た目上，カルシウムの数値が低めに出てしまうからです．そのため，
低アルブミン血症の患者では下記の式で補正値を計算する必要があります．

補正Ca濃度＝実測Ca濃度＋(4－Alb濃度)

　高カルシウム血症は全がん患者の約2～3割にみられるとされる比較的頻度の
高い電解質異常ですので，特に進行がん患者の場合は，採血する際はカルシウ
ムもチェックしておいたほうがよいかと思います．

　補正カルシウム値が12mg/dL以上で何らかの症状がある場合は，高カルシウ
ム血症の治療を検討しましょう．最も効果が期待できるのはゾレドロン酸です
が，これは効果発現まで数日かかる薬なので，そんなに待てない！という場合
は最初の数日間エルカトニンを併用するとよいかと思います．ちなみに，よく
いわれる「生食を大量輸液しつつ利尿薬」という治療は実は効果に乏しく，終末
期の患者の場合は浮腫や胸腹水といった体液貯留症状を悪化させる可能性があ
るため，行わないほうがよいでしょう．

＜オピオイド鎮痛薬の副作用と誤認されがち＞

　電解質異常の厄介なところは，自覚症状が非特異的で，検査をしないとなか
なか気づけない点です．

　たとえばオピオイド鎮痛薬を使用中のがん患者に，便秘や悪心，傾眠などの症状があったりすると，「オピオイド鎮痛薬のせいでは？」と思ってしまいがちです．しかしこれらの症状が，実は低ナトリウム血症や高カルシウム血症といった電解質異常によるものだった，というケースはよく経験します．どんな症状や疾患にもいえることですし，自分自身も気をつけないといけないのですが，「○○だろう」と決め打ちする"だろう診断"には気をつけないといけませんね…．

　もちろん何でもかんでも採血すればよいというわけではないのですが，原因不明な消化器症状（悪心・便秘等），倦怠感，食欲不振，神経筋症状（脱力・しびれなど），せん妄などがみられた場合は，一度は採血を検討してみるとよいかと思います．

　改善が難しいがんなどの進行性の疾患であっても，電解質異常が改善すれば身体的苦痛が軽減することがあります．患者や家族の意向を尊重しつつも，諦めず苦痛の原因にアプローチする姿勢を忘れないようにしましょう．

## ▶ その他の栄養素

　続いて水・電解質以外の栄養素についてですが，ここでは特に糖質について考えたいと思います．高カロリー輸液には多量の糖が含まれていますが，そもそも終末期の患者が口から食事を摂れない場合，高カロリー輸液で積極的に糖分を補うべきなのでしょうか．

　先述のガイドラインには，生命予後2〜3ヵ月以上が期待できるPSが保たれた患者の場合，高カロリー輸液が有用な場合があると記載されています．しかし一方で，終末期の患者に漫然と高カロリー輸液を投与すると，かえって害を与える可能性もあります．周術期と同様，がんの終末期や心不全急性期など身体に大きな侵襲がかかっている際には，過剰なエネルギー投与（overfeeding）による高血糖や代謝障害などに注意が必要です．理論上，これらの病態は倦怠感などの自覚症状も増悪させる可能性があると思います．

　**つまり病状が進むに従って，しっかり栄養を補うべきフェーズから，無理に栄養を補わないほうがよいフェーズに移行する**ということですが，その見極めが難しいところです．

　参考になるのは，6-bで紹介した不可逆的悪液質refractory cachexiaの基

準かと思われます．①原疾患の治療・改善が困難，②PS 3〜4，③生命予後が3ヵ月未満，と予測されるという条件にあてはまるようになったら，「できるだけ栄養を補う」という方針から「本人の苦痛をできるだけ抑える」という方針に，ゴールを設定し直したほうがよいかもしれません．

　苦痛や侵襲が最も少ない輸液方法というと，おそらく皮下輸液でしょう．先述したように皮下輸液は「水と電解質を補うもの」と割り切ったほうがよいです．つまり，無理に栄養を補う意義が少ない終末期においては，輸液は思いきって生理食塩液（生食）などの「無糖」の製剤を皮下輸液するか，あるいは輸液をしないという決断も必要になるでしょう．

　余談ですが，私が以前経験した症例で，重度の認知症でいっさい食事をしようとしない高齢のがん患者がいました．浮腫があり予後も短いだろうと予測したので1日250mLの生食だけを皮下輸液していたのですが，カロリーゼロの状態のまま何ヵ月も安定した状態を保つことができました．人間の体って，理屈に合わないこともあるものです….

## ［輸液・栄養にまつわるコミュニケーション］

　ここまで医学的な観点から輸液や経腸栄養について論じてきましたが，もうひとつ重要なのが患者や家族とのコミュニケーションです．

　たとえば，生命予後が週単位以下と予想され，経口摂取がだんだん困難になってきた終末期のがんの患者がいるとしましょう．あなたは輸液を行わないほうがよいだろうと考えていますが，患者の家族が「最近食事が摂れなくなってきたので，点滴をしてもらえませんか？」といってきました．さぁ，皆さんならどのように対応するでしょうか．

　まず基本的なこととして，こちらの方針と異なる要望を患者や家族が提示してきた場合も，すぐに否定したり説得したりしようとせず，「食事が摂れていないと心配ですよね」などと**共感**を示しましょう．さらに，輸液を行うことにどのようなメリットを期待しているのか，といった相手の考えを**探索**してみるとよいかもしれません．

　そのうえで，現在なぜ食事が摂れなくなってきているのか，どういう方針を考えているのかなどを詳しく**説明**しましょう．たとえば，「がんの進行に伴って，多くの方は食事が摂れなくなっていきます．それはつまり水分や栄

養を処理する能力も落ちているということなので、点滴をしないほうが患者さんには負担がかからず、楽に過ごしてもらえるだろうと思います。今の状況では無理に栄養を補うより、本人が楽に過ごせることを優先したほうがよいかと思うのですが、いかがですか?」といった説明はどうでしょうか。もちろん、皆さんの言葉で、状況に合わせた言い方にしてもらえたらと思います。

もしそういった説明をしても「でも、ちょっとくらいは点滴を…」と希望される場合は、患者の苦痛が最小となるよう、たとえば少量の皮下輸液を行うなど、落としどころを探るしかないと思われます。

最も好ましくないのは、患者や家族が輸液や栄養についてモヤモヤした思いを抱いているのに、誰とも話し合えないという状況でしょう。医療に詳しくない患者や家族でも、「食事が摂れなくなる＝死が近づいている」ということはイメージしやすいでしょうから、食事の代替手段としての輸液や経腸栄養に期待したくなるのも当然です。ですから、患者や家族とコミュニケーションを取るなかで、そういったモヤモヤを抱えていないか適宜聴き取り、しっかりと説明していくことは重要なことだと思います。**これは医師だけでは難しいことなので、看護師や薬剤師、栄養士など多職種と協力して、患者や家族の意向やモヤモヤに寄り添っていきましょう。**

Dr 森田より

死の過程で経口摂取が減ってくるのは自然な経過であることを患者や家族に説明するというスタンスを normalize the dying process といいます。一方で、何が normal かは文化によっても違っています。日本では点滴が特殊な治療とはあまり考えられないので、点滴が少しあるのも normal と考える人も多いですね。知り合いの看護師がよく話していた話に、オーストラリアのビーチでバイトしていると、調子が悪いと、アメリカ人は「飲み薬はないか」といい、フランス人は「坐薬をくれ」といい、日本人は「点滴うってくれ」というのがありました。日本は点滴のハードルがむっちゃ低い国のようです。

# 索　引

ようこそ緩和ケアの森
がん・非がん患者の消化器症状を診る

| | |
|---|---|
| 2023 年 7 月 10 日　発行 | シリーズ監修　森田達也 |
| | シリーズ編集　柏木秀行 |
| | 著　　　者　橋本法修，結束貴臣， |
| | 　　　　　　鳥崎哲平，柏木秀行 |
| | 発行者　小立健太 |
| | 発行所　株式会社 南 江 堂 |
| | 〒113-8410 東京都文京区本郷三丁目 42 番 6 号 |
| | ☎(出版)03-3811-7198　(営業)03-3811-7239 |
| | ホームページ https://www.nankodo.co.jp/ |

印刷・製本 永和印刷
装丁 渡邊真介

Care for the Digestive Symptoms of Cancer/Non-cancer Patients : Welcome to the
Woods of Palliative Care
© Nankodo Co., Ltd., 2023

定価はカバーに表示してあります．
落丁・乱丁の場合はお取り替えいたします．
ご意見・お問い合わせはホームページまでお寄せください．

Printed and Bound in Japan
ISBN978-4-524-23273-4